O CORPO NO TRABALHO

Guia de conforto e saúde para quem trabalha em microcomputadores

OBRA ATUALIZADA CONFORME
O **NOVO ACORDO ORTOGRÁFICO**
DA LÍNGUA PORTUGUESA.

Dados Internacionais de Catalogação na Publicação (CIP)
(Câmara Brasileira do Livro, SP, Brasil)

Brandimiller, Primo A.
O corpo no trabalho: guia de conforto e saúde para quem trabalha em microcomputadores / Primo A. Brandimiller. – 4ª ed. – São Paulo: Editora Senac São Paulo, 2010.

ISBN 978-85-7359-685-4

1. Ergonomia 2. Medicina do trabalho 3. Microcomputadores – Aspectos de saúde I. Título. II. Título: Guia de conforto e saúde para quem trabalha em microcomputadores.

99-4994 CDD-620.82

Índice para catálogo sistemático:

1. Microcomputadores: Efeitos na saúde pessoal: Ergonomia 620.82

O CORPO NO TRABALHO

Guia de conforto e saúde para quem trabalha em microcomputadores

Primo A. Brandimiller

4ª edição

Editora Senac São Paulo – São Paulo – 2010

Gerente/Publisher: Jeane dos Reis Passos (jpassos@sp.senac.br)
Coordenação Editorial: Márcia Cavalheiro Rodrigues de Almeida (mcavalhe@sp.senac.br)
Comercial: Marcelo Nogueira da Silva (marcelo.nsilva@sp.senac.br)
Administrativo: Luís Américo Tousi Botelho (luis.tbotelho@sp.senac.br)

Preparação de Texto: Dulce Seabra
Revisão de Texto: Márcio Della Rosa, Maristela S. da Nóbrega, Regina Di Stasi, Tiemi K.
Editoração Eletrônica: Escritório Brasileiro de Artes
Ilustrações: Fabiana Fernandes
Capa: Orlando Pedroso
Impressão e Acabamento: Intergraf Indústria Gráfica Ltda.

Editora Senac São Paulo
Rua Rui Barbosa, 377 – 1º andar – Bela Vista – CEP 01326-010
Caixa Postal 1120 – CEP 01032-970 – São Paulo – SP
Tel. (11) 2187-4450 – Fax (11) 2187-4486
E-mail: editora@sp.senac.br
Home page: http://www.editorasenacsp.com.br

SUMÁRIO

NOTA DO EDITOR

Um número enorme e crescente de crianças e adultos passa boa parte de seu tempo diante de microcomputadores. A informática, que tanto facilita a vida das pessoas e das organizações, apresenta porém uma armadilha para o corpo humano: os que com ela lidam ficam horas a fio sentados, quase imóveis, executam movimentos repetitivos de apenas algumas partes do corpo. Desse modo surgem níveis de desconforto e fadiga corporal e visual que antes não existiam no setor de serviços. E também as lesões por esforços repetitivos (LER).

Muitos estudos técnicos dessas questões têm sido desenvolvidos. Faltava, contudo, um manual que, trazendo aos usuários de microcomputador informações e conhecimentos de forma simplificada e prática, lhes permita corrigir os fatores de desconforto no trabalho. Preencher essa lacuna é a intenção do Senac São Paulo, no âmbito do seu Centro de Educação em Saúde, ao editar *O corpo no trabalho* – obra que será também especialmente útil a todos os profissionais que se envolvem com projetos de locais e postos de trabalho, ou com o bem-estar dos recursos humanos nas empresas.

Apresentação

Este livro foi feito para quem trabalha sentado grande parte do tempo diante de um microcomputador ou de terminal informatizado, com monitor e teclado. A intenção é fornecer uma espécie de *manual de instruções* que deveria vir acompanhando o corpo humano, com a seguinte advertência na primeira página:

Corpo humano

Manual do usuário

Parabéns pelo equipamento de sofisticada tecnologia e excelente desempenho que está a seu dispor – o corpo humano. Leia atentamente este manual antes de utilizar seu corpo no trabalho com computadores.

Você poderá utilizá-lo indefinidamente, nos mais variados campos da informática, desde que seguidas as instruções de uso e respeitadas as condições e limites de funcionamento.

Ele foi projetado para emitir sinais de advertência em caso de uso excessivo ou incorreto. Ignorar esse alerta prejudica sua eficiência e pode ocasionar distúrbios irreversíveis. Fique atento pois não existe reposição para os componentes danificados.

Este manual foi elaborado para:

- mostrar como funciona seu corpo no trabalho com computadores, seus limites e as condições que devem ser respeitadas para prevenir desconforto, fadiga e mesmo alterações da saúde;

- possibilitar que você faça uma autoavaliação de sintomas de desconforto e fadiga causados por esse tipo de trabalho;
- ajudar você a identificar no seu posto e ambiente de trabalho as possíveis causas de desconforto e fadiga;
- fornecer orientação para o planejamento de um novo posto de trabalho, ou para a correção (melhoria) do posto em que você já trabalha.

Algumas pessoas preferem apenas regras práticas, ou precisam delas de imediato; outras querem saber o porquê das regras. Este manual está organizado em cinco partes. Para não cansar os práticos e satisfazer os curiosos, as recomendações são apresentadas, com um mínimo de explicações, nas três primeiras partes:

- 1ª parte – *O posto de trabalho*
- 2ª parte – *A cadeira*
- 3ª parte – *A visão no trabalho*

Na 4ª parte, *Escute seu corpo*, você encontra alguns testes práticos sobre sintomas corporais e de fadiga visual.

Na 5ª parte, *Para saber mais*, encontram-se explicações adicionais sobre conforto e funcionamento do corpo no trabalho, importantes para entender o sentido das recomendações.

Advertência

Nas páginas que se seguem você encontrará recomendações sobre mobiliário, equipamentos e iluminação, voltadas para melhorar o conforto no trabalho com microcomputadores. Fala-se muito em posturas de trabalho e em conforto postural.

Sobre esse assunto, muitas pessoas costumam classificar as posturas corporais como corretas ou erradas e, o que é pior, acreditam que o problema da postura se resolve com *educação postural*.

Para que não se interpretem as recomendações apresentadas como regras para definir o que está certo ou errado, quer o autor deixar clara sua posição: não existe a tal de postura correta ou adequada. Existem algumas posturas, chamadas neutras, que exigem menor esforço muscular, sobrecarregam menos as articulações ósseas e cansam menos o corpo.

As recomendações apresentadas refletem posições de trabalho que a maioria das pessoas considera confortáveis. O que não quer dizer necessariamente que as demais estejam erradas. Além disso, quando é preciso ficar horas a fio trabalhando num microcomputador, não há postura que aguente muito tempo: o corpo reclama a mudança de posição.

Certas posturas, no entanto, quando mantidas prolongadamente, sobrecarregam demais alguns músculos e articulações ou causam compressões de vasos sanguíneos e nervos. Nossa principal preocupação é tentar descobrir quais são os "defeitos" do posto de trabalho que obrigam a pessoa a trabalhar nessas posturas desfavoráveis e indicar como é possível melhorar o posto de trabalho para evitá-las.

Mas, em qualquer caso, a principal referência para o conforto é sempre o que sente a pessoa que está trabalhando.

Essas questões são discutidas na última parte do manual, *Para saber mais,* especialmente nos capítulos 14, *Trabalhar sentado*, e 15, *Em busca do conforto no trabalho*, cujas leituras são tão importantes quanto as recomendações práticas que se seguem.

SUGESTÕES, DÚVIDAS E COMENTÁRIOS

A ideia de escrever este livro surgiu da experiência de treinamento sobre conforto postural e visual para grupos de pessoas que trabalhavam com microcomputadores ou em terminais com teclado e monitor de vídeo. O trabalho de redação foi iniciado há cerca de dois anos. Desde então o texto foi muito enriquecido pelos relatos de diferentes pessoas que, como o autor, passam grande parte do tempo trabalhando em microcomputadores e com as quais conversava sobre o projeto. Grande parte das questões práticas abordadas resultaram de sugestões, dúvidas e comentários dessas pessoas, cuja contribuição anônima fica aqui registrada.

Nossa ideia é que este manual possa continuar sendo enriquecido nas edições futuras com contribuições dos leitores, indicando questões que não foram abordadas, aspectos que estão pouco claros, soluções diferentes para os problemas aqui tratados e mesmo correções a serem feitas.

Os leitores poderão fazê-lo por e-mail ou carta para os seguintes endereços:

brandimiller@uol.com.br

Editora Senac São Paulo

Rua Rui Barbosa, 377 – 1º andar – Bela Vista

CEP 01326-010 – São Paulo – SP

Caixa Postal 1120 – CEP 01032-970 – São Paulo – SP

Tel. (11) 2187-4450 – Fax (11) 2187-4486 / E-mail: editora@sp.senac.br

INTRODUÇÃO

O TRABALHO DAS MÃOS

Digitar no teclado e movimentar o *mouse* são a tarefa de rotina das dezenas de músculos e articulações da mão e do punho.

Conforme o tipo de serviço, as mãos fazem também várias outras coisas como:

- escrever;
- manusear documentos, pastas, fichários;
- grampear, destacar, carimbar, organizar documentos;
- operar equipamentos: telefone, fax, impressora, *scanner*, etc.;
- manusear dinheiro (notas e moedas).

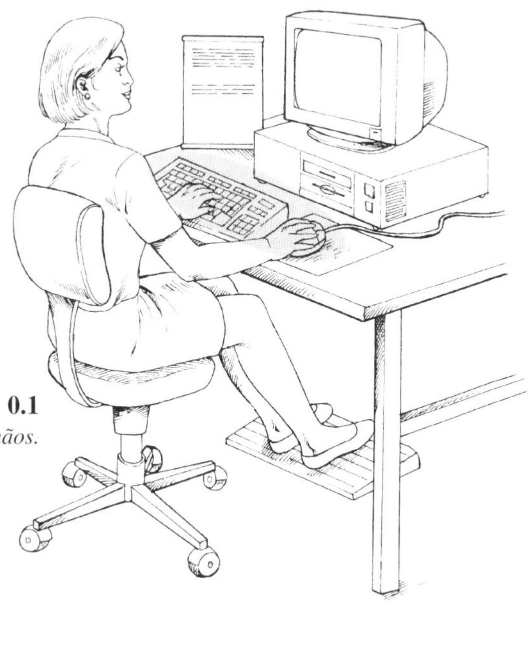

FIGURA 0.1
O trabalho das mãos.

Questões relacionadas com o conforto das mãos no trabalho tratadas neste manual:

- Onde trabalham as mãos? O espaço é adequado?
- Como trabalham as mãos? A posição é confortável?
- O trabalho das mãos é repetitivo? As mãos fazem praticamente a mesma ação durante o tempo todo, ou realizam atividades variadas?
- Você apresenta sintomas de desconforto nas mãos, punhos ou antebraços?
- Como avaliar o posto de trabalho com relação ao trabalho das mãos?

O TRABALHO POSTURAL

Para tirar fotos é preciso segurar a câmara fotográfica na posição adequada.

Para que os olhos possam olhar para a tela ou para os documentos, também é necessário o trabalho dos músculos do pescoço e da parte alta das costas, que movimentam a cabeça e a sustentam na posição adequada.

Quando se utiliza uma furadeira, é necessário segurá-la. Para que as mãos trabalhem em algum lugar, também precisam ser mantidas em determinada posição: quem o faz são os músculos dos braços, ombros e parte alta das costas.

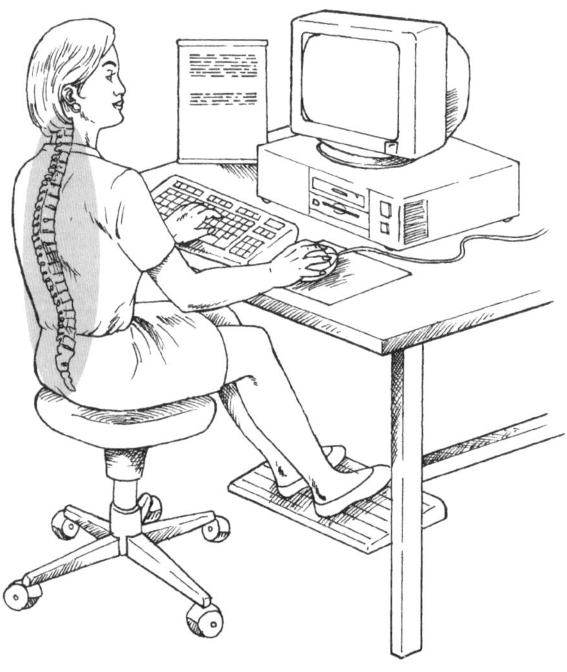

Figura 0.2
O trabalho postural.

Mesmo quando se está sentado, para manter o tronco em qualquer postura é preciso o trabalho contínuo dos músculos das costas, sem o qual o corpo desabaria, como acontece quando alguém desmaia.

O esforço invisível desses músculos das costas, dos ombros e dos braços – que estão silenciosamente lutando contra a gravidade – é denominado trabalho postural.

Esse tipo de esforço muscular, com o corpo parado numa posição, é muito desvantajoso pois bloqueia a circulação do sangue. Para garantir o conforto postural é necessário evitar algumas posições desconfortáveis do tronco, da cabeça e dos braços.

Algumas questões relacionadas com o conforto postural tratadas neste manual:

- O que sentimos quando esses músculos trabalham demais?
- Seu corpo mostra sinais de cansaço postural?
- Como se pode diminuir o trabalho desses músculos?
- Como avaliar o seu trabalho com relação ao conforto postural?

O TRABALHO DOS OLHOS

A maior parte do tempo os olhos estão ocupados, olhando a tela ou documentos, lendo, analisando dados ou imagens, ou procurando informações. É o trabalho principal dos olhos.

Conforme o tipo de serviço, os olhos precisam também guiar os dedos no teclado.

A mesma ajuda visual é necessária quando se escreve e para quase todos os trabalhos que as mãos realizam fora do teclado.

Para que se formem imagens nítidas na retina daquilo que se quer ver, é necessário o trabalho incessante de muitos pequenos músculos, alguns no interior do globo ocular e outros fora.

Alguns tipos de trabalho exigem mais esforços dos olhos que outros. Posições inadequadas do monitor e dos documentos, impróprias para leitura, e defeitos de iluminação também impõem maior esforço para os olhos.

Questões relacionadas com o conforto dos olhos tratadas neste manual:

- O que sentimos quando os músculos dos olhos trabalham demais?
- Você apresenta sintomas de cansaço da vista?
- Que cuidados com a iluminação e com a posição do monitor e dos documentos podem diminuir a carga de trabalho dos músculos oculares?
- Como avaliar as condições em que trabalham seus olhos?
- Como funciona o olho humano no trabalho?

Figura 0.3
O trabalho dos olhos.

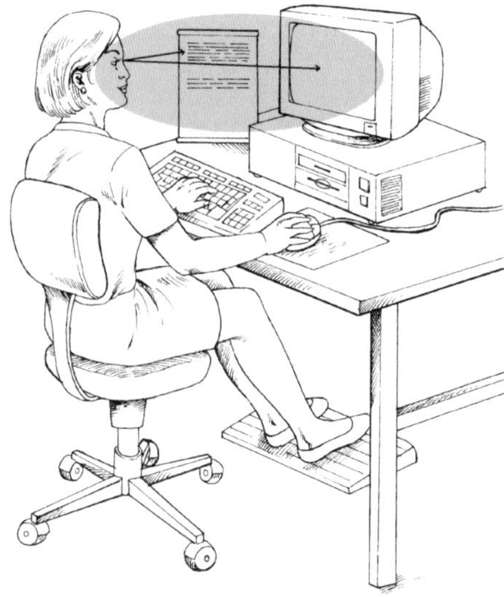

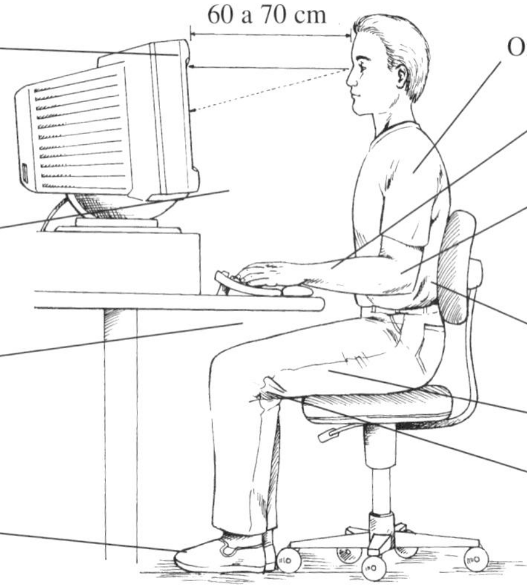

Figura 0.4
Algumas das condições de conforto para o trabalho em microcomputadores analisadas neste manual.

Primeira parte

O POSTO DE TRABALHO

Capítulo 1

A MESA DE TRABALHO

O TRABALHO DAS MÃOS

Digitar no teclado e movimentar o *mouse* são a tarefa de rotina das dezenas de músculos e articulações da mão e do punho.

Conforme o tipo de serviço, as mãos também fazem várias outras coisas, como:

- escrever ou fazer anotações em documentos;
- movimentar pastas, manuais, fichários;
- manusear documentos para leitura ou consulta;
- grampear, destacar, carimbar, organizar documentos;
- movimentar disquetes e CDs;
- abrir/fechar gavetas;
- operar equipamentos: telefone, fax, impressora, *scanner*, aparelhos de telefonia, leitora de código de barras, etc.;
- manusear dinheiro (notas e moedas).

As posições em que as mãos executam essas operações são determinadas pelas características da mesa de trabalho. O tipo de mesa influencia também na postura corporal e nas condições de leitura da tela do monitor e dos documentos.

Para assegurar o conforto no trabalho sentado, uma cadeira ergonômica é fundamental, porém será de pouca valia se a mesa não for adequada para o tipo de trabalho ou para suas dimensões corporais, pois você não poderá aproveitar os recursos de conforto que a cadeira oferece (a cadeira ergonômica é tratada na segunda parte do livro).

Em alguns tipos de serviço trabalha-se apenas com os equipamentos básicos (CPU, monitor, teclado, *mouse*), com poucos ou mesmo sem documentos – o que torna mais fácil organizar o posto de trabalho de forma prática e confortável.

No entanto, quando o tipo de serviço exige maior número de equipamentos e acessórios, manuseio de diferentes documentos e ainda escrever ou realizar outras ações manuais, é bem mais difícil conseguir condições práticas de trabalho e ao mesmo tempo confortáveis. O posto de trabalho* do caixa bancário é um bom exemplo dessa dificuldade. Nessas situações, quando tentamos melhorar um aspecto do conforto, frequentemente acabamos piorando o conforto em outro lado.

Uma situação prática para ilustrar

Quando é necessário fazer anotações em documentos, o espaço adequado para a escrita costuma estar ocupado pelo teclado e o *mouse*, sobrando algum outro espaço desconfortável para escrever. Se abro um espaço para escrever afastando um pouco o *mouse* e o teclado, o uso destes fica menos confortável. Como se costuma dizer, é descobrir um santo para vestir outro. Existem diversas soluções para esse e outros problemas, porém quase sempre são soluções de compromisso: quando se resolve uma dificuldade, cria-se uma nova dificuldade, tornando-se necessário escolher um meio-termo.

Existem diferentes tipos de mesa para se trabalhar com microcomputador ou terminais informatizados com monitor e teclado (figura 1.1):

- as mesas tradicionais de escritório;
- a chamada *mesa de digitador*, com uma base rebaixada para o teclado;
- os móveis compactos (tipo *rack*);
- mesa em L, dotada de uma base auxiliar de trabalho lateral (ângulo de 90° com a mesa principal);
- mesa em que o tampo tem recorte com prolongamentos laterais próximos aos braços do usuário, com formato semi-hexagonal ou semicircular;
- mesa com bases para teclado e monitor separadas, com alturas reguláveis por meio de manivelas ou manualmente.

Em algumas situações específicas de trabalho, como caixas bancários, *telemarketing*, salas de controle (de processos industriais, de tráfego aéreo, metroviário, etc.), são construídas *estações de trabalho* adaptadas para o tipo de trabalho e equipamentos utilizados.

* Posto de trabalho é o conjunto de móveis, equipamentos, acessórios e materiais de trabalho. A disposição dos diferentes objetos e espaços de trabalho é denominada arranjo do posto de trabalho.

Nossa intenção não é analisar esses diferentes tipos de móveis ou estações de trabalho, mas apresentar critérios para que o usuário possa avaliar se determinado tipo de mesa atende ou não às suas necessidades de conforto.

Figuras 1.1

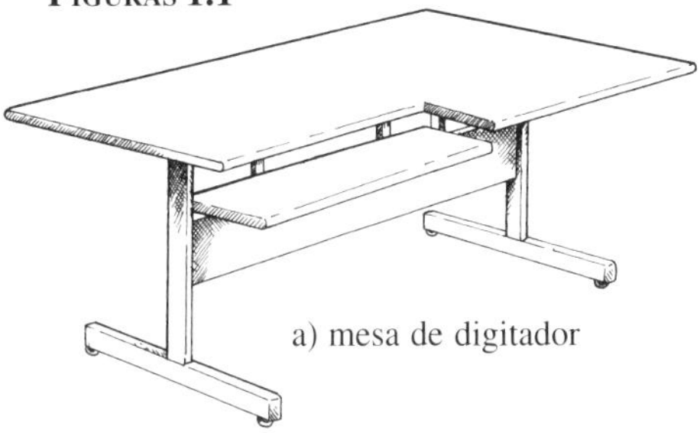

a) mesa de digitador

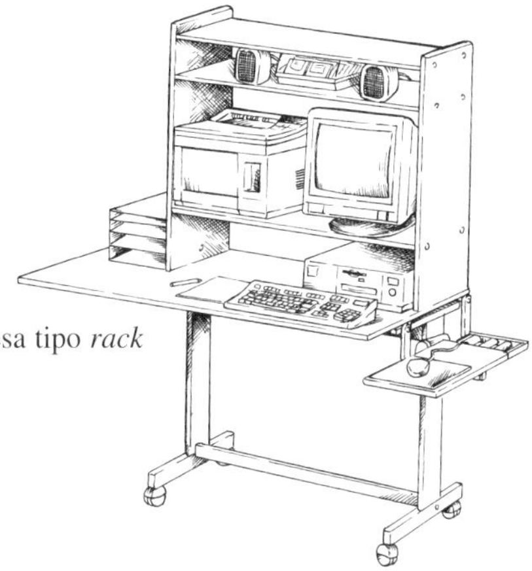

b) mesa tipo *rack*

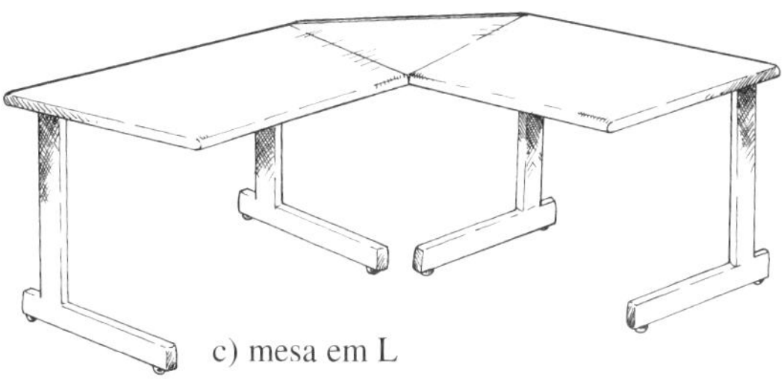

c) mesa em L

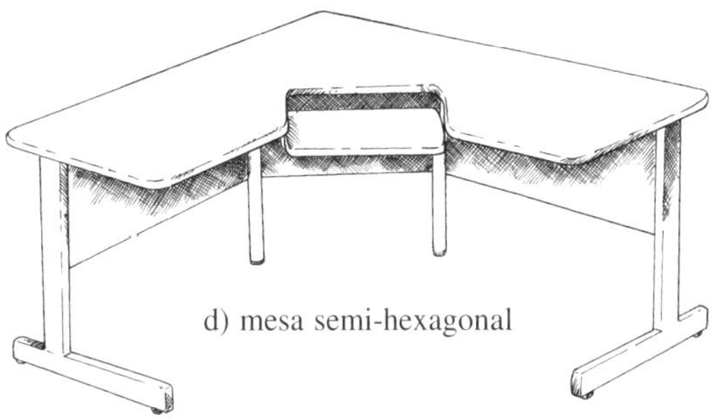

d) mesa semi-hexagonal

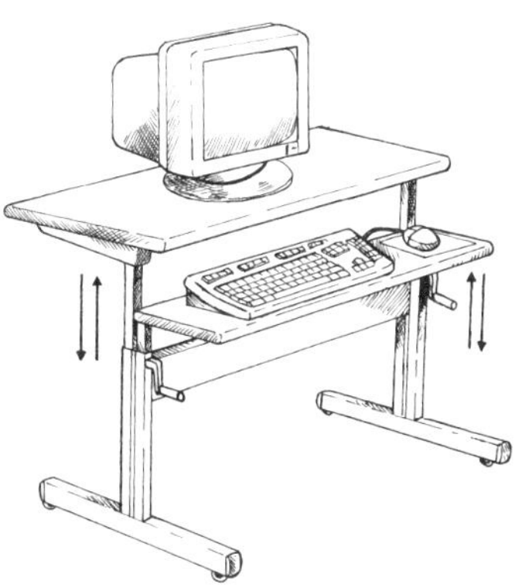

f) mesa com bases para teclado e monitor separadas, com alturas reguláveis por meio de manivelas ou manualmente

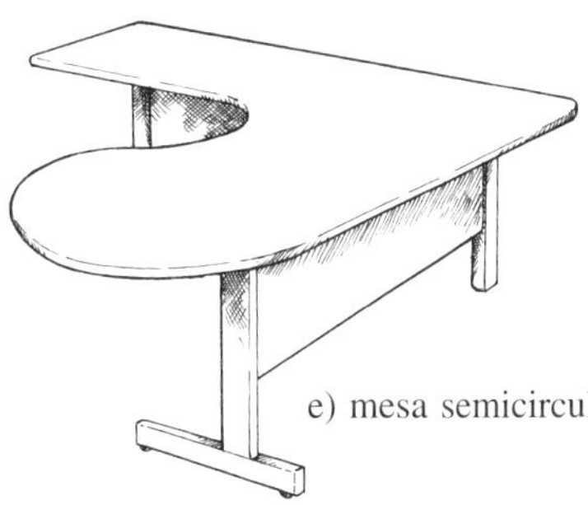

e) mesa semicircular

Características de conforto da mesa

- Boa *profundidade* (distância entre a frente e o fundo da mesa), principalmente para poder trabalhar com o monitor afastado de 70 a 80 cm dos olhos. O que também possibilita dispor-se de um bom espaço de trabalho entre o teclado e o monitor para documentos e objetos de trabalho.
- *Largura* suficiente para se colocar nesse plano os equipamentos, acessórios e materiais de trabalho mais utilizados.
- *Altura* adequada ao tamanho do usuário.
- *Espaço* adequado *para as pernas* sob a mesa.
- *Flexibilidade* para poder modificar a disposição dos equipamentos, acessórios e espaços de trabalho.

Às vezes não é possível ter mesa mais ampla, pela falta de espaço no local onde se está trabalhando, ou por circunstâncias do serviço – num guichê, por exemplo, a profundidade da mesa não pode ser muito grande porque é preciso receber e passar documentos para o cliente.

Muitas vezes, porém, a falta de espaço na mesa resulta apenas da escolha inadequada de quem planeja os postos de trabalho ou do próprio usuário.

Lembrete

Dispor de um local adequado para guardar objetos de uso pessoal é um item de conforto importante para quem trabalha, principalmente em grandes espaços, com muitos postos de trabalho. Gaveta com boa altura ou compartimento próximo ao posto de trabalho geralmente resolvem a questão. Quando mais de uma pessoa ocupam o mesmo posto de trabalho (em turnos diferentes, por exemplo) é recomendável haver uma gaveta para cada empregado.

Altura

As mesas possuem uma altura padrão em torno de 74 cm. Essa altura costuma ser conveniente para pessoas com estatura próxima da média. Porém, certamente, as pessoas mais baixas ou mais altas ficarão mal acomodadas nesse tipo de mesa.

Em algumas mesas há uma base mais baixa para o teclado, separada da mesa. Para você buscar uma posição de trabalho confortável, é importante que essa base tenha altura regulável. Caso não disponha desse recurso, será necessário remediar a situação elevando a altura do assento (pessoas mais baixas) ou baixando-o (pessoas mais altas).

Em outras, a base para o teclado vem montada sobre trilhos (ou outro mecanismo), o que permite, quando necessário, empurrá-la para ficar sob o tampo da mesa.

Trabalhando em mesa de altura padrão, as pessoas mais baixas precisam elevar bastante o assento da cadeira (supondo que sua altura seja regulável) e utilizar apoio para os pés. Nem sempre esse apoio é suficientemente alto para evitar a compressão das coxas pela cadeira. A base para o teclado, quando tem altura regulável, nem sempre abaixa o suficiente para garantir o conforto dos membros superiores.

Inversamente, pessoas muito altas terão dificuldade para encaixar as pernas sob a mesa. Mais ainda se a base para teclado for rebaixada e fixa.

Como resolver o problema da altura da mesa?

Quando diversas pessoas usam a mesma mesa (trabalho em turnos, por exemplo), é recomendável que o tampo da mesa possua mecanismo de regulagem de altura. A dificuldade é principalmente de custos: mecanismos mais resistentes e práticos, que não comprometem a estabilidade da mesa, são mais caros. Outra opção é ter, além de mesas de trabalho com altura padrão, mesas mais baixas e mais altas . Algo parecido com o costume de se ter nas escolas certa proporção de cadeiras de tipo universitário, com a prancheta para escrever à esquerda, para canhotos. Embora a regra no mercado de roupas, por exemplo, seja a existência de pelo menos três tamanhos – pequeno, médio, grande –, infelizmente as mesas de trabalho são todas destinadas a pessoas de estatura mediana.

A espessura do tampo da mesa não deve exceder 3 cm. Embaixo do tampo não deve haver gavetas ou travessas de apoio para o tampo, pois interferem no encaixe das pernas. Quando não se consegue encaixar bem as pernas sob o tampo da mesa, torna-se necessário inclinar o corpo para a frente, sem poder apoiar as costas no encosto da cadeira.

Os bordos frontais do tampo da mesa devem ser arredondados (figura 1.2) – e não

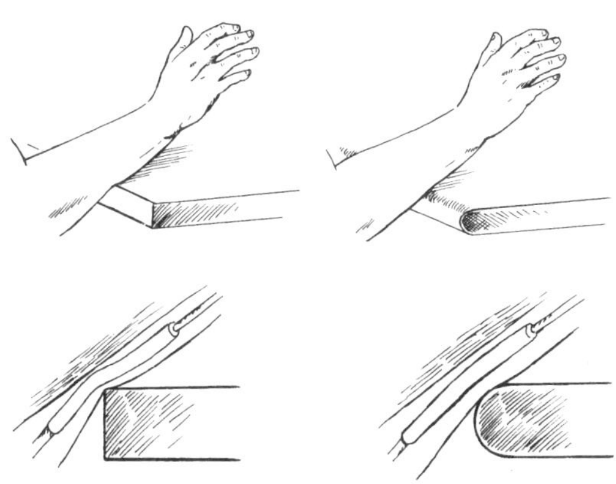

FIGURA 1.2
O bordo do tampo em ângulo vivo (quina) causa compressão de músculos e vasos sanguíneos do antebraço.

em ângulo vivo – para evitar a compressão do antebraço pela quina (quando se apoia o antebraço no bordo da mesa).

Para o conforto visual, o tampo deve ser fosco (não brilhante), para prevenir reflexos. Evitar cores escuras ou muito claras, preferindo tons neutros como bege e cinza.

A estabilidade da mesa (e da base para teclado) é importante para que o monitor não balance quando se digita ou se usa a impressora.

Espaço para as pernas

Ter suficiente espaço livre para movimentar as pernas à vontade e mudar de posição é uma condição importante para o conforto quando se trabalha sentado.

Em primeiro lugar, a altura do vão (espaço livre) sob a mesa deve permitir que as coxas possam, folgadamente, entrar, sair e se movimentar para os lados, até quando se gira a cadeira. O apoio do teclado (ou, se não houver, o tampo da mesa) deve ficar pelo menos *5 cm acima da coxa.*

A largura do vão deve ser de pelo menos 70 cm e ser maior se você precisa se deslocar sentado de um lado a outro da mesa. Não deve haver caixilhos ou cantos de gavetas onde possam bater pernas, joelhos ou coxas.

O espaço sob a mesa deve ter profundidade suficiente para se esticar completamente as pernas.

Para poder movimentar livremente as pernas é preciso que esse espaço não seja ocupado por objetos como torre (CPU), cesto de lixo, estabilizador, impressoras (no caso de *rack*), etc.

Flexibilidade

A principal característica de conforto da mesa de trabalho é a *flexibilidade* de utilização de sua superfície, ou seja, a possibilidade de mudar facilmente a disposição dos equipamentos, acessórios e espaços de trabalho, conforme seu conforto pessoal ou o tipo de trabalho que você está executando. Por exemplo, trabalhar com o monitor bem na sua frente, ou então deslocá-lo para um dos lados; trabalhar com o *mouse* à sua esquerda se você é canhoto; afastar o teclado (ou embuti-lo sob a mesa) se você não o está utilizando; poder abrir um espaço para escrever quando você necessita, e assim por diante. Outro exemplo é a flexibilidade proporcionada pelos gaveteiros volantes (figura 1.3).

A característica oposta é a *rigidez* do posto de trabalho: cada equipamento instalado em um lugar predeterminado, que não pode ser alterado. São os postos de trabalho

FIGURA 1.3
O gaveteiro volante sobre rodízios permite mudar sua posição e ainda utilizar o tampo como apoio para documentos ou equipamentos, dando maior flexibilidade ao posto de trabalho em comparação com o gaveteiro fixo.

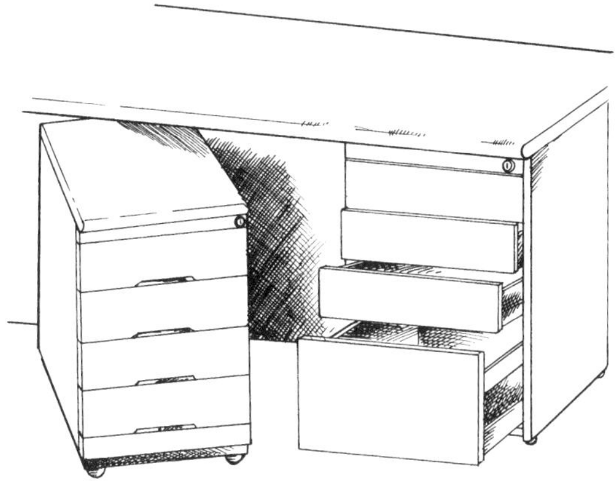

tipo *cockpit* – nome dado à disposição fixa dos equipamentos e painéis (com muitos mostradores e dispositivos de controle) em espaços relativamente pequenos como as cabines de pilotagem de aviões ou de automóveis de corrida.

Muitas estações de trabalho (postos de trabalho com diversos equipamentos, painéis, dispositivos de controle, etc.) são construídas como verdadeiros *cockpits*, impedindo que as pessoas que as utilizam possam mudar o arranjo dos objetos de trabalho segundo seu conforto e praticidade.

A maior parte das mesas tipo *rack* – móveis estreitos, compactos, em forma de estantes com espaços predeterminados para acomodar os diferentes equipamentos e acessórios – assemelha-se a *cockpits*. Se você passa horas a fio trabalhando num microcomputador, utilizando *mouse* e impressora e manipulando documentos, é muito difícil que possa trabalhar confortavelmente em móvel compacto do tipo *rack*.

SUPORTE PARA OS PÉS

Plataformas para apoiar os pés (figura 1.4) podem ser utilizadas em duas situações:

a) Quando a mesa de trabalho possui tampo fixo (o que é situação habitual), com altura padrão de 74 cm. Frequentemente é necessário elevar o assento da cadeira para poder garantir certo conforto dos membros superiores. Se não houver base rebaixada para o teclado, mesmo pessoas de estatura mediana precisarão elevar o assento. Para que as pernas não fiquem dependuradas – o que é muito desconfortável –

é preciso manter os pés acima da altura do piso, por meio de apoios planos. Existem vários modelos disponíveis no mercado de móveis para escritório.

Uma desvantagem do suporte para os pés, nesse caso, é que limita os movimentos das pernas: quando se tiram os pés do apoio, as pernas ficam desconfortavelmente dependuradas. Quanto mais estreito o suporte, pior.

Outra desvantagem: ao levantar-se da cadeira é preciso ter os pés bem apoiados no chão; pés bem apoiados no piso também são importantes quando, sentado, se empurra a cadeira para a frente ou para trás. Os suportes para os pés dificultam essas operações. Quanto maior o suporte, maior o estorvo.

Conclusão: o suporte para pés, com essa finalidade, é uma solução precária. *Ruim com ele, pior sem ele*, pois as pessoas acabam colocando os pés sobre o cesto de lixo ou outros objetos que porventura estejam sob a mesa. Considere-o como provisório, enquanto não dá para mudar a altura do teclado e/ou monitor.

b) Mesmo quando os pés ficam bem apoiados no chão, podem ser usados suportes como posição alternativa para melhorar o conforto das pernas. Nesse caso o suporte pode ser colocado mais à frente dos pés da cadeira, usando-o com as pernas um pouco estiradas. A diferença é que, quando se tiram os pés do suporte, esses continuam bem apoiados no chão e pode-se levantar facilmente da cadeira.

FIGURA **1.4**
Suportes para os pés:
a) com inclinação fixa;
b) com inclinação ajustável em duas ou três posições.

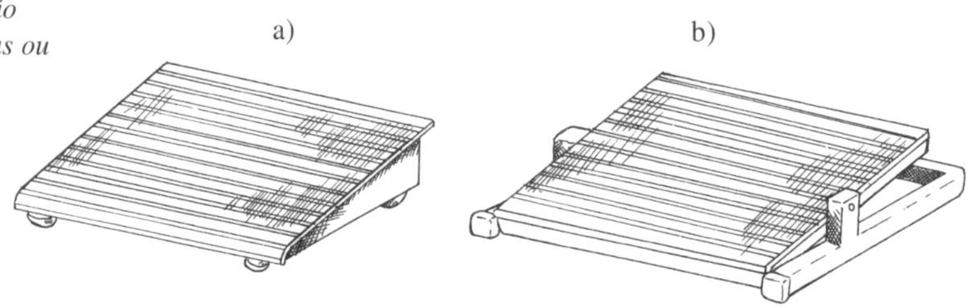

São preferíveis suportes com pequena inclinação (10° a 25°), que não escorreguem sobre o piso e sem partes salientes para cima. Alguns modelos permitem graduar a inclinação em duas ou três posições. Quanto mais afastado da cadeira, maior deve ser a inclinação do suporte (até 25°).

Lembrete

Antes de adquirir um suporte para os pés verifique se ele é confortável e prático, principalmente ao sentar e levantar.

Capítulo 2

ADAPTANDO O POSTO DE TRABALHO AO TIPO DE SERVIÇO

São muito variadas e cada vez mais numerosas as atividades realizadas em postos de trabalho com monitor de vídeo e teclado: caixas bancários, de supermercados e de grandes estabelecimentos comerciais, atendimento telefônico, guichês de venda ou de admissão em hospitais e laboratórios clínicos, mesa de aplicações financeiras, digitação, processamento de dados, programação e análise de informática, editoração eletrônica e computação gráfica, administração, contabilidade, etc.

Conforme o tipo de serviço, é diferente a utilização dos equipamentos e materiais de trabalho e também o trabalho dos olhos e das mãos. Por isso, o que é confortável e prático para um tipo de serviço pode não ser para outro.

Ao planejar ou melhorar o arranjo do seu posto de trabalho é importante adaptá-lo ao seu tipo de serviço, como você utiliza os equipamentos, acessórios, documentos e outros materiais de trabalho.

Para ajudá-lo, apresentamos cinco tipos de serviços e suas características, ilustrando com exemplos os critérios para se organizar os espaços e objetos de trabalho:

- digitação;
- consulta no vídeo;
- consulta e entrada de dados (diálogo);
- processamento de dados e de textos, análise e programação de sistemas;
- concepção gráfica.

Digitação

É o trabalho de entrada de dados no computador, digitando no teclado informações lidas em documentos. Em geral os digitadores realizam exclusivamente (ou quase) essa tarefa. Em escritórios frequentemente alterna-se a digitação durante certos períodos com outras atividades como preparação e organização de documentos, impressão, etc.

A entrada de dados a partir de documentos pode ser feita também por outros meios de digitação, como leitoras de código de barras ou bandas magnéticas (cheques) ou de *scanners*, em geral de forma combinada com o uso do teclado.

Em muitos tipos de serviço a entrada de dados via teclado é feita paralelamente com outras operações (consulta na tela, escrita manual, manuseio de documentos).

Características

- O trabalho visual dos digitadores concentra-se nos documentos, olhando-se relativamente pouco para a tela. Fazem exceção os textos complexos, com uso frequente de caracteres especiais, exemplificados no capítulo 15.
- Utiliza-se continuamente o teclado e pouco (ou nada) o *mouse*. É atividade do tipo repetitiva com relação ao uso do teclado, tendendo a sobrecarregar tendões e músculos de punhos e antebraço.
- Na digitação continuada, o corpo fica praticamente imóvel: apenas os dedos se movimentam sobre o teclado e uma das mãos manuseia os documentos.

Orientação

No trabalho de digitação é importante:

- O teclado estar na posição adequada para evitar sobrecarga dos membros superiores.
- Os documentos estarem em posição favorável para a leitura (capítulo 9).
- Haver suficiente iluminação sobre os documentos.
- Documentos menores ficarem no espaço entre o teclado e o monitor, em suportes inclinados, ou apoiados na parte inferior do monitor. Documentos maiores, sempre que possível apoiados em suportes verticais ou inclinados.

Como se olha muito pouco para a tela do monitor:

- Se houver necessidade, o monitor pode ser deslocado da frente do teclado para uma posição mais lateral, abrindo espaço para apoio em suportes de documentos ou outra função mais frequente que a leitura da tela (figura 2.1).
- A iluminação geral pode ser um pouco mais intensa ou utilizar-se focos para iluminação suplementar em documentos.

Lembrete

A NR-17, norma de ergonomia da Consolidação das Leis do Trabalho (CLT), limita a 8.000 toques por hora a velocidade de digitação e a jornada de trabalho a 6 horas, com pausas para repouso de 10 minutos após cada 50 minutos trabalhados.

FIGURA **2.1**
Na digitação o monitor pode ficar em posição lateral.

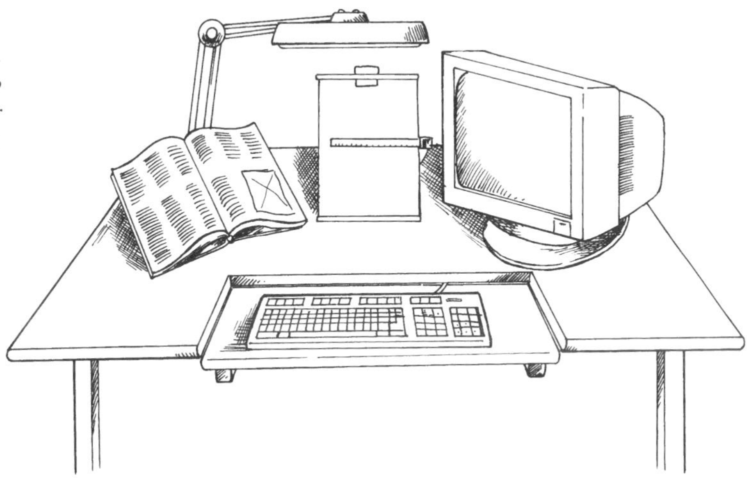

CONSULTA NO VÍDEO

É o trabalho de busca de informações em arquivos ou bancos de dados informatizados, para uso do próprio serviço, anotando os dados obtidos em documentos, copiando-os em arquivos ou imprimindo-os. Ou, mais frequentemente, para atender a pedidos de informações de usuários por telefone.

Características (opostas às da digitação)

- Em geral usa-se pouco o teclado e/ou *mouse*, apenas para localizar e acessar a informação desejada.
- O trabalho dos olhos concentra-se na tela do monitor. Pode ser necessário também consultar documentos (listas, catálogos, etc.).

Orientação

Como se olha muito para a tela do monitor, é recomendável:

- que o monitor fique na frente do operador;
- assegurar condições de conforto visual para leitura da tela;
- boa profundidade da mesa para o monitor ficar a 70/80 cm dos olhos;
- o uso de monitores com telas maiores, de 15 ou 17 polegadas;
- iluminação geral mais suave do que na entrada de dados.

CONSULTA E ENTRADA DE DADOS (DIÁLOGO)

É a combinação dessas duas atividades opostas: o operador interroga o computador, como na consulta; tendo localizado o que procurava, digita no teclado determinadas informações lidas em documentos ou fornecidas por um interlocutor (atendimento direto de público ou por contato telefônico).

Características

Faz-se um pouco de tudo:

- Teclado e *mouse* são utilizados e há leitura de documentos; porém, bem menos que na digitação.
- As mãos ocupam-se também com o manuseio de documentos, eventualmente escrita, e com a operação de outros acessórios ou equipamentos.
- A tela do monitor é objeto do olhar boa parte do tempo.

Orientação

A organização do posto de trabalho para esse tipo de serviço é mais complexa do que nos dois casos anteriores, pois requer cuidados com:

- a posição tanto do monitor como dos documentos (pelo trabalho dos olhos);
- a posição do teclado e do *mouse* (conforto dos membros superiores);
- iluminação, intermediária entre a digitação e a consulta no vídeo.
- a diversidade de documentos manipulados e a operação de equipamentos e acessórios (impressora, *scanner*, fax, aparelho de telefonia, CD-ROM, disquetes, etc.) requerem mesa com mais espaço e maior preocupação com o arranjo dos equipamentos e objetos de trabalho para tornar sua utilização prática e confortável (figura 2.2).

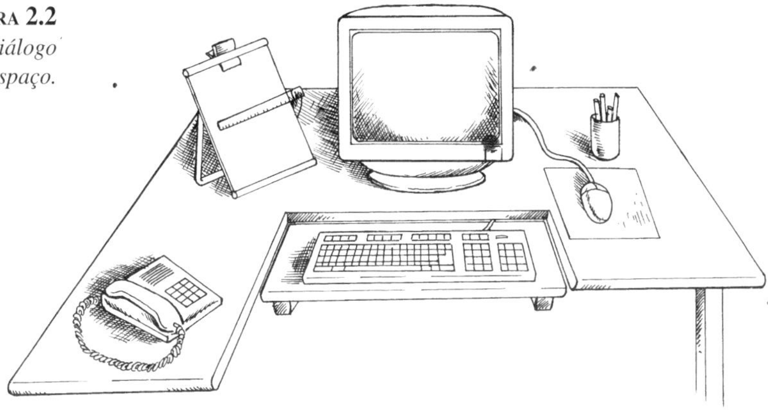

FIGURA 2.2
O trabalho de diálogo requer maior espaço.

PROCESSAMENTO DE DADOS E DE TEXTOS. ANÁLISE E PROGRAMAÇÃO DE SISTEMAS

O processamento de dados (em planilhas ou bancos de dados), o processamento de textos (redação, correção, revisão, tradução, formatação), bem como as atividades de programação e análise de sistemas, são atividades especiais de diálogo.

Características

- São atividades muito concentradas, que ocupam, geralmente de forma exclusiva, toda a jornada de trabalho.
- O trabalho visual reparte-se entre a tela do monitor e os documentos.
- Geralmente não há necessidade de outros equipamentos e acessórios. Na análise e programação da informática, a impressora costuma ficar em outro móvel.
- Nessas atividades podem ser necessárias anotações sobre documentos, particularmente correções feitas sobre documentos impressos (listagens, planilhas, programas informáticos, organogramas, etc.)
- No trabalho de análise de sistemas e programação em informática são em geral manipulados muitos documentos de trabalho, frequentemente volumosos, como listagens, fluxos, guias que acompanham aplicativos ou sistemas operacionais.

Orientação

- Boas condições de trabalho visual, sendo recomendável monitores com telas maiores (15 ou 17 polegadas).

- Quando se usam muitos documentos, como na análise e programação de sistemas, é importante dispor de um espaço adequado para manuseá-los.
- Pode ser útil o suporte flexível para o monitor, que permite afastá-lo quando necessário, abrindo um espaço para se trabalhar com documentos e neles escrever. Para sua utilização é necessária boa largura da mesa de trabalho.
- Se o teclado estiver sobre plano mais baixo que a mesa, convém que o seu suporte seja deslizante, podendo ficar sob a mesa quando se está escrevendo e consultando documentos.
- É útil foco de luz (direcionável) sobre os documentos.

CONCEPÇÃO GRÁFICA

Serviços de computação gráfica de modo geral, como editoração eletrônica (diagramação, tratamento de imagens, etc.), comunicação visual, ilustração, animação, desenho tridimensional (CAD), etc.

Características

- Intenso trabalho dos olhos, principalmente de leitura e observação de detalhes na tela do monitor.
- Na computação gráfica o *mouse* é utilizado tanto ou mais que o teclado. No teclado utilizam-se principalmente as teclas especiais (aquelas que não correspondem às letras e aos números) para comandos (atalhos), o que exige por vezes olhadelas no teclado. Em algumas operações mantém-se apertada uma tecla enquanto se movimenta o *mouse*.
- A entrada de dados é pequena (em geral o texto já foi preparado e digitado).
- Anotações manuscritas raras. Documentos são geralmente pouco utilizados (*layout*, etc.).
- *Scanner* e *zip drive* são equipamentos habituais no espaço de trabalho.

Orientação

- Iluminação suave, posição adequada do monitor e outras condições de conforto para o trabalho visual são fundamentais. Boa profundidade da mesa para o monitor ficar entre 70 e 80 cm dos olhos.
- Telas maiores (15 ou 17 polegadas) reduzem o esforço visual.

- Posição do teclado e apoio adequado para o antebraço no trabalho com o *mouse* são importantes para reduzir a sobrecarga dos membros superiores.

Na figura 2.3 são esquematizadas diferentes disposições para o monitor e os documentos. É importante que a mesa permita essas mudanças de posição quando se procura a posição mais confortável e prática de trabalho.

Figura 2.3
Disposições possíveis para monitor e documentos.
a e b - Quando há muita leitura de documentos.

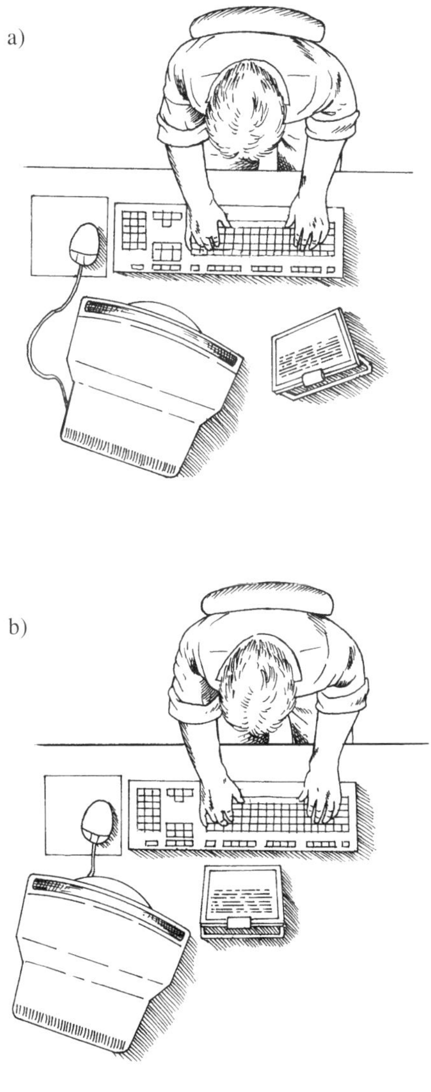

c) Quando se olha mais para a tela do monitor.

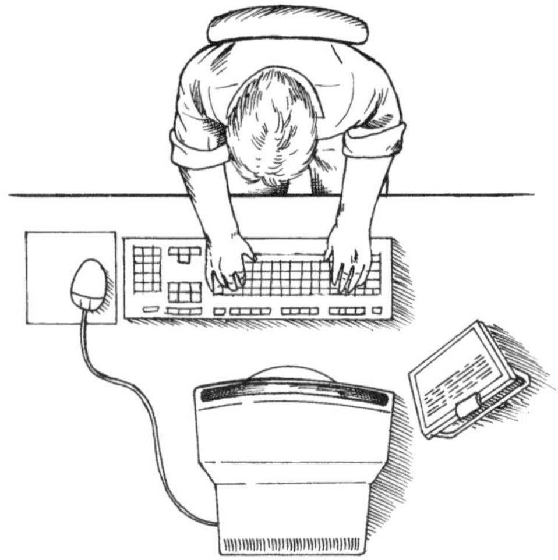

d) Quando se olha para a tela e se leem documentos. Havendo necessidade de escrever é possível afastar o teclado.

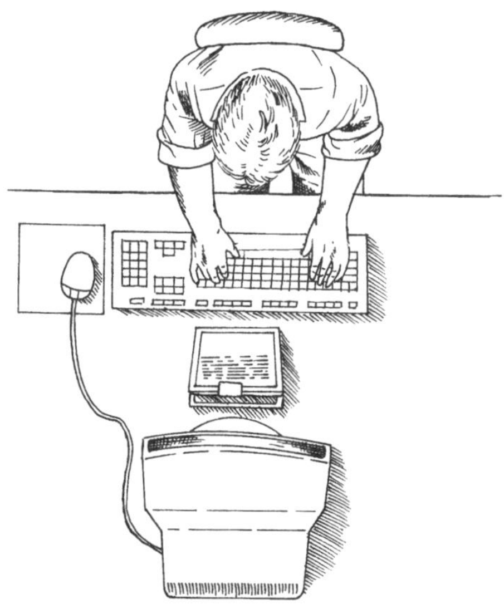

Capítulo 3

Melhorando o conforto postural

Movimentos extremos

Para alcançar um objeto mais distante sobre a mesa, prateleira ou móvel próximo pode ser necessário esticar totalmente o braço, inclinar o corpo para a frente ou para um lado, ou mesmo levantar-se alguns centímetros da cadeira, apoiando a outra mão sobre a mesa. O mesmo pode ocorrer quando se busca alcançar objetos abaixo do nível da mesa, em prateleiras, gavetas, caixas, etc., podendo ser necessário dobrar o corpo para um lado e esticar o braço.

Muitas vezes esses movimentos são feitos para não se levantar da cadeira ou para não se deslocar com a cadeira a todo momento, outras vezes porque não dá para fazer de outro modo. Veja as figuras a seguir:

Figura 3.1
Movimentos extremos.

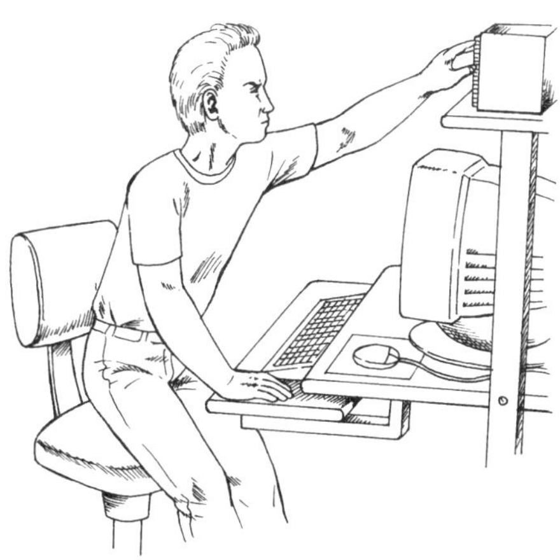

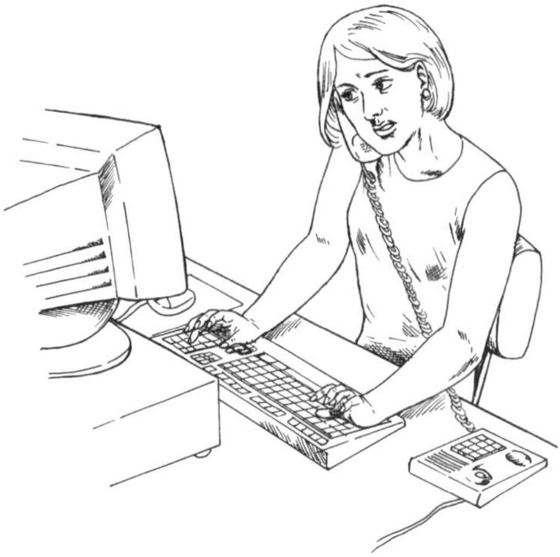

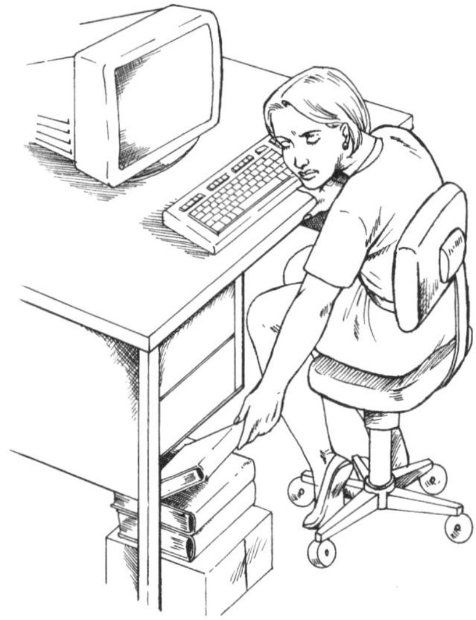

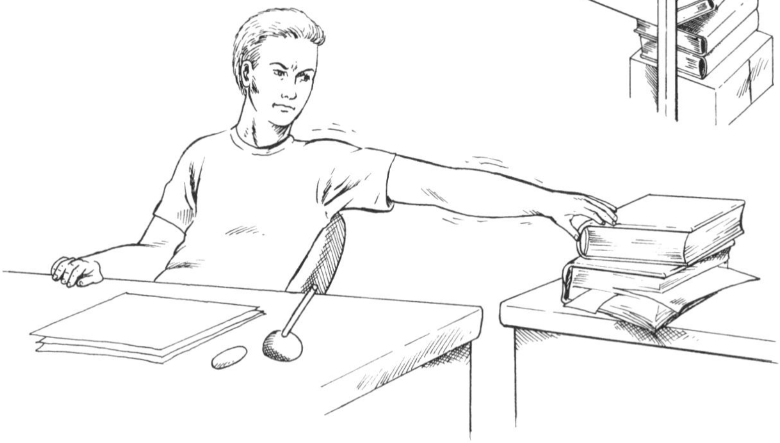

Se esses movimentos extremos acontecem muito quando você trabalha, convém se perguntar: por que documentos, equipamentos e outros objetos que são utilizados com certa frequência estão no limite ou fora da zona normal de alcance das mãos?

- Seu espaço de trabalho é muito apertado para o serviço que você faz?
- Você manuseia documentos volumosos ou muitos documentos?
- Você utiliza muitos equipamentos?
- É preciso fazer certa ginástica para colocar papel ou formulário contínuo na impressora ou para operar o fax ou o *scanner*?
- Grande parte do seu espaço mais próximo é ocupado para escrever ou realizar outras tarefas manuais como grampear, carimbar, etc.?

- Se você trabalha em guichê ou balcão, é necessário esticar muito o braço para receber do cliente ou lhe entregar documentos ou outros objetos?
- Você tem o hábito de digitar com as duas mãos enquanto prende o telefone com a cabeça virada contra o ombro?

Talvez você esteja se perguntando: o que há de errado com esses movimentos? Esses movimentos extremos devem ser evitados porque fazem as articulações trabalhar nos seus limites com alguns músculos fortemente contraídos e, inversamente, outros muito esticados. Em geral, nada se sente ao fazê-los. Mas, quando alguns músculos ou tendões já estão sobrecarregados pelo trabalho, um movimento extremo pode ser aquela "gota d'água que faz transbordar o copo", aquele mau jeito que desencadeia uma dor forte que pode travar por alguns dias o pescoço, o ombro ou mesmo a coluna lombar.

O risco é maior quando se está trabalhando com um pouco mais de pressa, pois esses movimentos acabam sendo executados de forma brusca, ou quando se está movimentando um objeto mais pesado, como uma lista telefônica ou um pacote de papel para impressora.

É possível melhorar o espaço ou o arranjo do seu posto de trabalho para evitar ou diminuir os movimentos extremos?

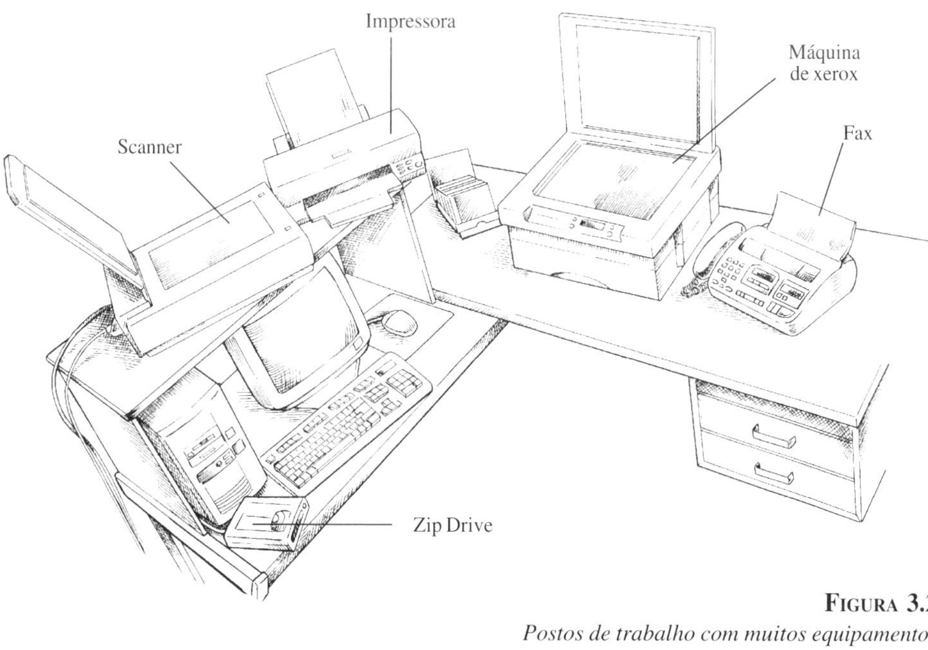

FIGURA 3.2
Postos de trabalho com muitos equipamentos tornam mais frequentes movimentos extremos e posturas desconfortáveis do tronco.

Movimentos excessivos da cabeça

Movimentar o pescoço cansa menos os músculos do que o manter muito tempo na mesma posição. Mas movimentar demais o pescoço também pode causar desconforto ou dor muscular. Em geral isso ocorre quando há necessidade de deslocamentos repetitivos do olhar entre a tela e o documento lido, ao digitar certos tipos de textos, de leitura e digitação mais difícil (ver capítulo 15). Para diminuir o trabalho excessivo dos músculos do pescoço, convém manter o documento bem ao lado do monitor, na mesma altura da tela.

Zonas de alcance das mãos

Conforme a localização dos equipamentos e dos materiais que você utiliza, suas mãos estarão trabalhando mais próximas ou mais afastadas do corpo. Quanto mais próximas do corpo suas mãos trabalharem, maior será o conforto.

Para aumentar o espaço próximo ao corpo, o tampo da mesa (onde ficam pelo menos o monitor, o teclado e documentos que estão sendo usados) pode ser complementado com planos laterais na mesma altura ou outra mesa lateral disposta em L. A parte superior (tampo) de estantes e gaveteiros móveis (com rodízios) também pode ser utilizada como prolongamento do tampo da mesa.

Suportes específicos para CPU do tipo torre, monitor, telefone, *mouse*, etc. acoplados à mesa podem ser úteis para melhor aproveitamento do espaço mais próximo ao corpo. Porém, como podem apresentar inconvenientes práticos, pense duas vezes antes de comprá-los. Se possível, teste-os antes.

Mesa com boa profundidade (80 cm) é fundamental para quem trabalha com muitos equipamentos, documentos e materiais, pois permite afastar bem o monitor. Uma base vazada para o monitor permite também aproveitar esse espaço.

Ao escolher o lugar dos equipamentos, documentos e objetos de trabalho, é importante imaginar o espaço à sua frente dividido em quatro zonas de trabalho das mãos, de acordo com a posição dos braços (figura 3.3).

Zona 1

É o espaço mais próximo, à sua frente, onde ficam as mãos quando os cotovelos estão próximos da cintura. Ótima para a localização do teclado e do *mouse* (quando esses acessórios são utilizados com certa frequência). Presta-se também para anotações eventuais em documentos (escrita com o antebraço não apoiado).

Figura 3.3
1) Zona próxima
2) Zona intermediária
3) Zona distante
4) Zona extrema

a) Mesa em L

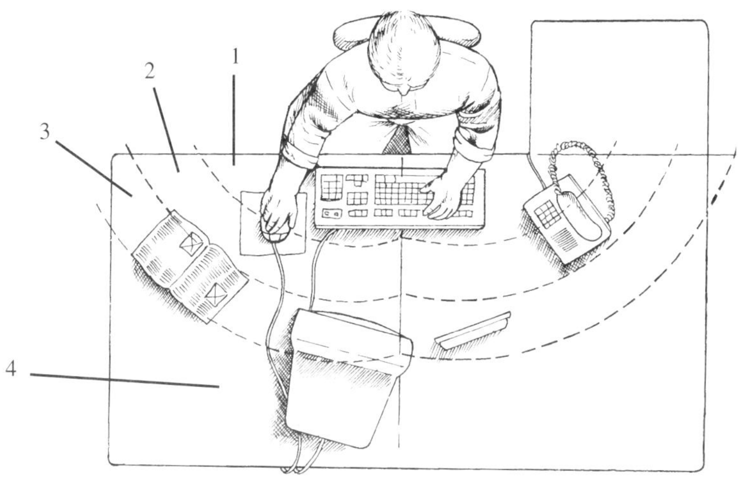

b) Mesa hexagonal

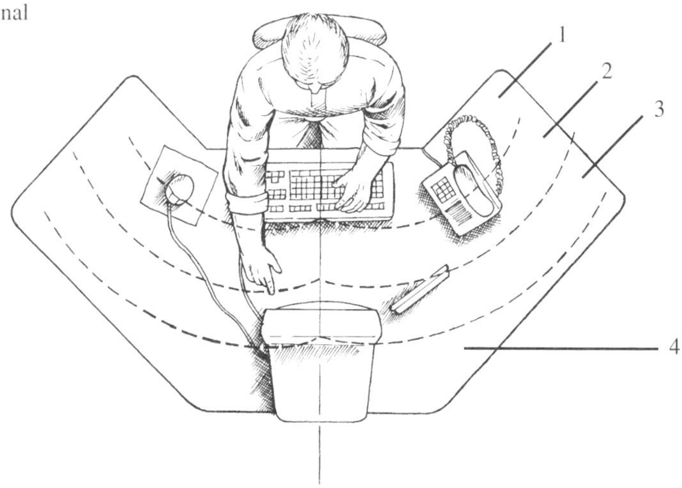

Zona 2

O espaço à sua frente, onde ficam as mãos quando os cotovelos estão um pouco afastados do tronco e os braços meio dobrados. Essa zona intermediária é o espaço adequado para manusear documentos e para se colocar equipamentos ou objetos utilizados frequentemente (telefone ou aparelho de controle de comunicações telefônicas, por exemplo). As partes laterais dessa zona são convenientes para se escrever (preferivelmente com o antebraço apoiado) e para outras atividades manuais (grampear, carimbar, etc.).

Zona 3

Zona atingida pelas mãos estando os cotovelos bastante afastados do tronco e os braços mais abertos. Convém reservá-la para objetos ou equipamentos menos utilizados (zona para alcance eventual). A parte da frente da CPU, do monitor e da impressora podem situar-se nessa zona. Em guichês, o espaço para entrega ou recebimento de documentos deve estar situado nessa zona.

Zona 4

Zona extrema que as mãos atingem afastando-se as costas da cadeira ou com movimentos extremos (a serem evitados). Convém reservar esse espaço para equipamentos pouco ou raramente utilizados.

POSTURAS DESCONFORTÁVEIS

Pescoço e tronco

Qualquer postura do corpo mantida durante muito tempo acaba tornando-se incômoda. No entanto, algumas posições de trabalho tornam-se rapidamente desconfortáveis porque exigem esforços excessivos de certos músculos.

Serviços de maior risco

Alguns tipos de serviços executados em microcomputadores fazem com que o olhar fique prolongadamente fixado na tela do computador ou em documentos. Quem trabalha nessa situação é sério candidato a sintomas de desconforto e mesmo dor na nuca e, a longo prazo, distúrbios na coluna cervical e nos músculos do pescoço. Para que a cabeça permaneça imóvel é necessário o esforço contínuo dos músculos do pescoço. Mesmo com a cabeça e o pescoço mais ou menos alinhados na vertical esse esforço continuado gera certo desconforto. Muito pior se a cabeça estiver inclinada para baixo ou para cima e/ou voltada para um dos lados.

Principais posturas desfavoráveis e suas causas, quando se trabalha num microcomputador:

- costas afastadas do encosto da cadeira (figura 3.4);
- cabeça inclinada para baixo ou para cima (figura 3.5);
- cabeça virada para um dos lados;
- corpo inclinado para um dos lados;
- tronco torcido para um dos lados (figura 3.6).

Se você "precisa" trabalhar numa dessas posições é sinal de que o arranjo do seu posto de trabalho não está bom. Quando se trabalha *prolongadamente* numa dessas posturas, inevitavelmente aparecem sintomas como tensão muscular (contratura), dolorimento ou mesmo dores nas costas ou no pescoço.

Figura 3.4

a) As posições muito altas do teclado e do monitor obrigam a trabalhar com o assento da cadeira elevado, o que deixa as pernas penduradas e impede a utilização do encosto; mesmo com o assento elevado, ainda é preciso trabalhar com a cabeça virada para cima.
b) Solução: 1) abaixar a altura do monitor, colocando-o diretamente sobre a mesa (retirar a CPU); 2) abaixar a base de apoio para o teclado; 3) abaixar o assento, trabalhando com os pés bem apoiados no chão.

a) b)

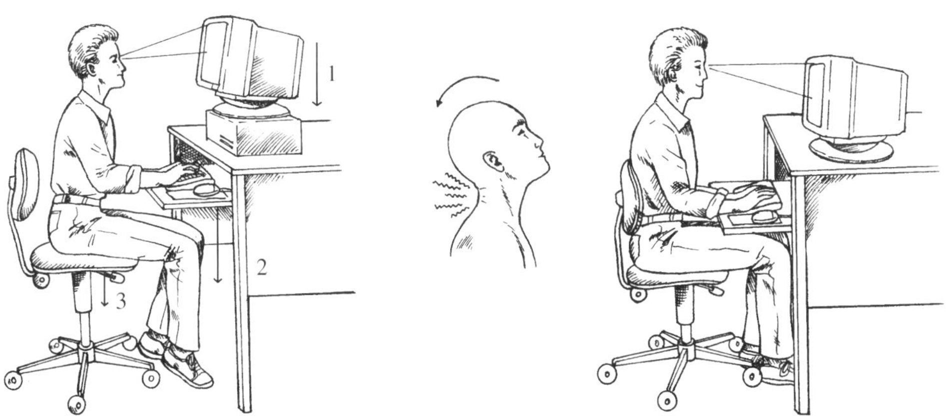

FIGURA 3.5

Monitor em posição baixa (a) ou documentos apoiados sobre a mesa (b) e/ou necessidade de olhar muito para o teclado determinam a posição da cabeça inclinada para baixo e dor na nuca.

a) b)

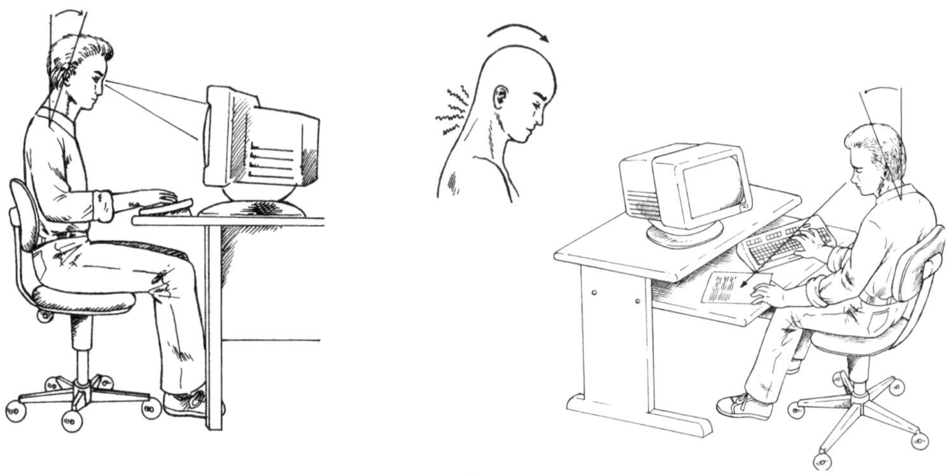

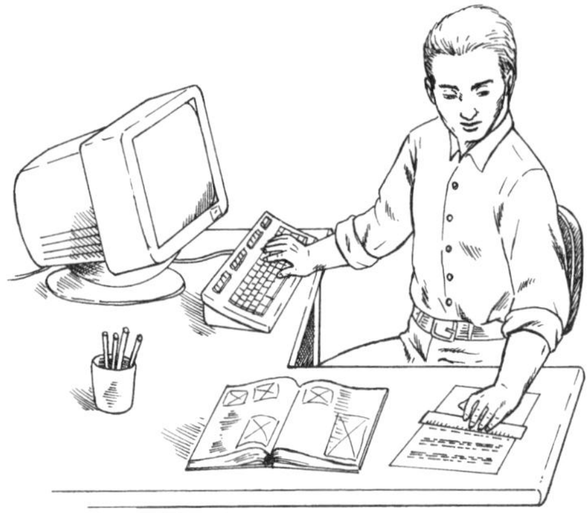

FIGURA 3.6

Leitura de documentos afastados (para um dos lados), ao mesmo tempo que digita, causa certa torção do tronco.

Condições desfavoráveis do posto de trabalho que podem "obrigá-lo" a trabalhar nessas posições:

Costas afastadas do encosto da cadeira

- Dificuldade para encaixar as pernas sob o tampo da mesa (pessoas mais altas, gavetas ou outro obstáculo sob o tampo, apoios de braços da cadeira, etc.).

- Mesa muito alta com assento da cadeira elevado e falta de apoio para os pés.
- Profundidade (distância da frente ao fundo) do assento maior do que o comprimento das pernas (pessoas mais baixas), com falta de regulagem da profundidade do encosto (ou falta de utilização dessa regulagem pelo usuário).
- Necessidade de acessar com frequência equipamentos, acessórios, documentos, etc. situados fora da zona de alcance normal das mãos.
- Necessidade de entregar/receber documentos ou objetos para clientes (trabalho em guichês) quando a mesa é muito profunda (comprida).
- Dificuldade de leitura de documentos ou da tela (defeito de visão, qualidade de leitura da tela ou dos documentos, impossibilidade de aproximar os documentos ou a tela).
- Encosto inadequado ou desconfortável.
- Nos guichês tradicionais de caixa, com a gaveta sob o tampo da mesa, o fato de ter de abrir e fechar frequentemente a gaveta (com dinheiro) obriga o caixa a trabalhar com o tronco afastado da mesa.

Inclinação do corpo para um dos lados

- Necessidade de mudar a posição da cabeça para evitar o reflexo na tela, que dificulta a leitura.
- Necessidade de leitura de documento em posição lateral.
- *Mouse* muito afastado do corpo.
- Necessidade de manter a mão em teclas ou dispositivos de comando de uso frequente.

Cabeça inclinada para cima

- Monitor em posição muito alta.
- Uso de óculos bifocais ou multifocais em pessoas com dificuldade de leitura para perto.
- Documentos em posição muito alta (menos frequente).

Cabeça inclinada para baixo

- Monitor em posição muito baixa.
- Necessidade de digitar olhando para o teclado, em certos trabalhos de digitação.
- Documentos sobre a mesa ou em posição muito baixa, em trabalho de digitação.

Cabeça virada para um dos lados

- A causa mais frequente é o trabalho de digitação com o documento em posição afastada do monitor.

Torção do tronco para um dos lados

- Em geral é causada pela necessidade de leitura de documentos colocados muito lateralmente (mesas em L): além de virar a cabeça para o lado, fica-se com o tronco um pouco torcido. A falta de espaço próximo ao monitor para colocar o documento e documentos muito volumosos costumam causar esse problema.
- A falta de espaço adequado para escrever ou realizar ações manuais, como grampear, carimbar ou manusear documentos também pode levar à torção do tronco.
- Em guichês, a prioridade do espaço da frente para o contato direto com clientes faz com que equipamentos de uso frequente ou espaços para ações manuais sejam colocados muito lateralmente.

Capítulo 4

TECLADO E *MOUSE* – CONDIÇÕES DE CONFORTO

Posições inadequadas de trabalho no teclado e no *mouse* causam sintomas de desconforto nas articulações e músculos dos membros superiores. Para evitá-los, o primeiro passo é conhecer as posições de conforto dessas três articulações, assunto que é tratado neste capítulo, onde você encontrará também orientações e dicas sobre o posicionamento do teclado.

PUNHO

Posição de conforto: a mão e o antebraço alinhados na mesma reta.
Evite trabalhar com angulações entre a mão e o antebraço: mão inclinada (dobrada) para cima ou para baixo, ou virada para os lados (figura 4.1).

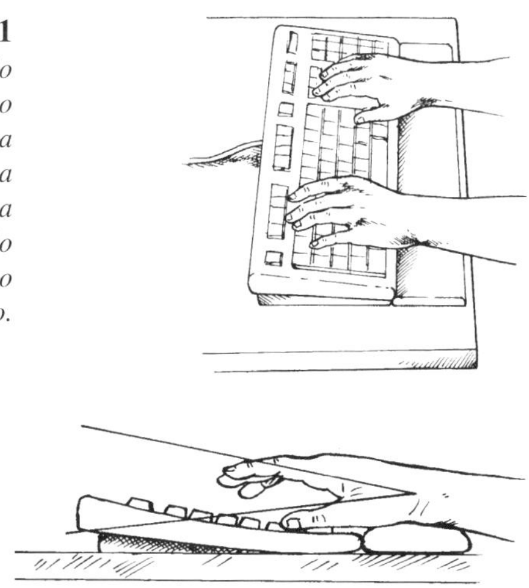

FIGURA 4.1
a) Posição de conforto do punho: com a mão e o antebraço alinhados na horizontal, obtida com a base do teclado próxima da cintura e com apoio para o punho junto ao teclado.

b) *Posições mais altas ou mais baixas da base do teclado levam à flexão ou extensão do punho, condições prejudiciais para os tendões musculares que passam pelo punho.*

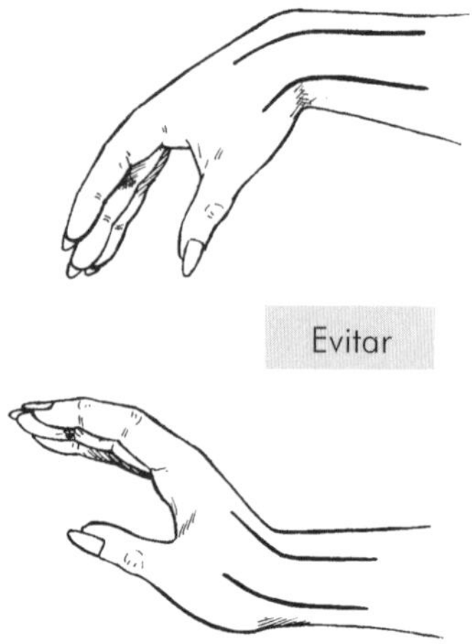

Pelos punhos passam diversos tendões de músculos do antebraço que movimentam a mão e os dedos. Passam também nervos e vasos sanguíneos. Ao se movimentar os dedos sobre o teclado (de um micro, máquina de escrever ou piano) há um vaivém contínuo desses tendões, que pode ser observado e apalpado nas costas da mão e no lado de baixo do punho ao abrir e fechar a mão.

Trabalhando com a mão inclinada para cima ou para baixo, os tendões que passam pelo punho ficam meio dobrados (figura 4.1b), causando maior atrito quando os tendões se movimentam. Quanto maior a inclinação do punho, maior o atrito. Com o tempo há irritação dos tendões e sintomas de desconforto.

Para aprender a manter a posição da mão alinhada com o punho, na horizontal, os antigos professores de piano faziam com que seus alunos tocassem com uma moeda nas costas da mão, sem deixá-la cair.

Uma pequena inclinação do teclado (5° a 13°) ajuda o trabalho dos dedos, melhorando o conforto da mão. Os teclados já possuem uma pequena inclinação natural, que pode ser aumentada abrindo duas pequenas aletas que ficam embaixo do teclado na parte de trás.

Ao se digitar nos teclados tradicionais, as mãos ficam paralelas e próximas. Forma-se um ângulo entre o antebraço e a parte lateral da mão, indicado na figura 4.3b. Pode-se corrigir esse ângulo, deixando a mão e o antebraço na mesma reta, afastando os braços do corpo (abrir as asas), o que é desconfortável para os ombros.

Quando se trabalha muito no teclado, essa posição "angulada" das mãos é a causa de desconforto. Para evitá-lo, os teclados ergonômicos criam um ângulo entre os dois blocos de teclas: o das teclas usadas pela mão direita e o das usadas pela esquerda. Em outras palavras, em vez de se virar as mãos para fora, vira-se cada metade do teclado para fora e assim as mãos podem trabalhar alinhadas com os punhos.

No teclado ergonômico da Microsoft existe uma angulação fixa entre os dois blocos (figura 4.2). No teclado ergonômico da Macintosh (*Apple adjustable keyboard*) esses dois blocos de teclas são articulados de forma a se poder variar o ângulo entre eles (até 30°). Outra facilidade que apresenta o da Macintosh é a separação da ilha de teclas numéricas e teclas de funções em outro teclado separado, que pode ser colocado em outro plano quando é pouco usado (figura 4.3).

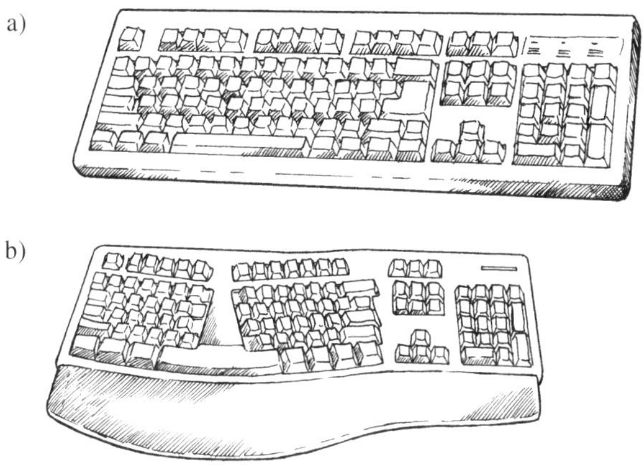

FIGURA 4.2
Teclado convencional IBM-PC (a). Teclado ergonômico da Microsoft para IBM-PC (b). Observar o ângulo entre os blocos de teclas, com a finalidade de evitar a angulação do punho. O apoio para o punho é incorporado ao teclado.

FIGURA 4.3
No teclado ergonômico da Macintosh as teclas para cada mão ficam em blocos separados e articulados para poder deslocá-los para os lados, variando o ângulo entre eles, corrigindo a angulação entre a mão e o punho. As teclas de função e a ilha numérica ficam num teclado separado.

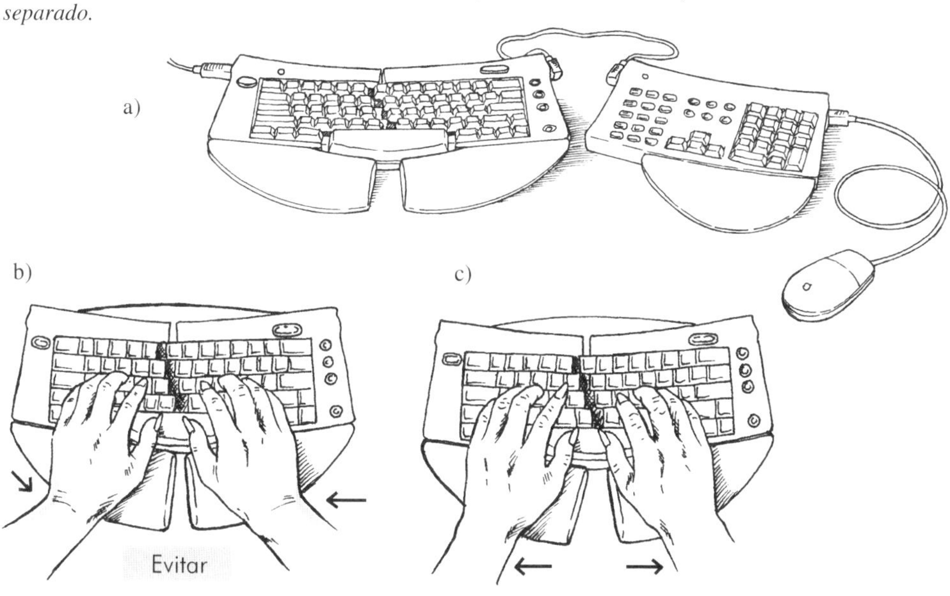

Ambos os teclados já apresentam apoio para os punhos. Esses são recomendados quando se usa muito o teclado. Vale a regra geral: antes de comprar é bom experimentar.

Nem todos preferem os teclados ergonômicos. Por exemplo, quem digita pouco texto e utiliza muitos comandos de atalho com teclas combinadas (por exemplo, na criação gráfica) acha mais prático o teclado convencional. O teclado ergonômico da Macintosh tem uma virtude muito importante para a ergonomia: a flexibilidade – pode-se voltar o teclado para a posição normal e as abas frontais para apoio do punho são encaixáveis, podendo ser facilmente removidas.

COTOVELO

Posição de conforto: ângulo entre o braço e o antebraço em torno de 100° (entre 90° e 110°), ou seja, um ângulo reto ou pouco mais. O antebraço fica ligeiramente inclinado para baixo em direção ao joelho, ou pelo menos na horizontal. Evite trabalhar com ângulo inferior a 90°, ou seja, o antebraço inclinado para cima.

Além de ser mais confortável para o cotovelo e os músculos do braço, essa posição é necessária também para evitar que a mão fique inclinada para baixo ou para cima ao digitar no teclado.

Para ter uma ideia desse ângulo, você pode pedir para alguém colocar um caderno ou uma folha de papel ofício na vertical, entre o braço e o antebraço, enquanto você está com as mãos no teclado. O ideal é que fique uma folga de dois a três dedos (figura 4.4).

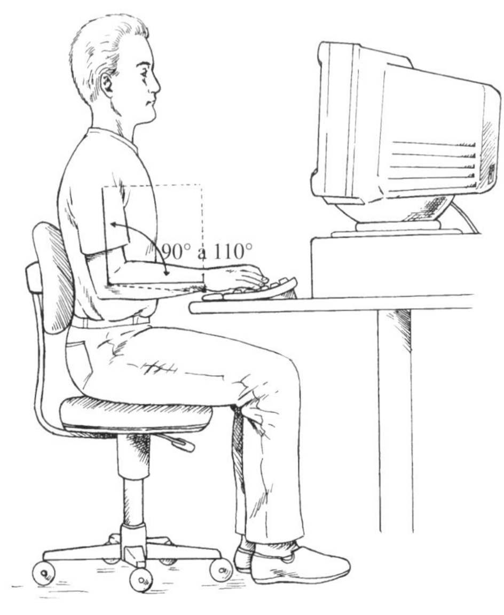

FIGURA 4.4
Ângulo de conforto do cotovelo: entre 90° (ângulo reto, com o antebraço na horizontal) e um pouco mais (110°, com o antebraço ligeiramente inclinado para baixo). O antebraço muito inclinado para baixo é desconfortável.

OMBRO

Posição de conforto: braços pendentes junto ao tronco, com cotovelos próximos da cintura. Quando não há apoio para o antebraço ou para o punho, evite que os cotovelos fiquem muito afastados do tronco: o afastamento para os lados (abertura da "asa") não deve ultrapassar 20° e o afastamento para a frente não deve ultrapassar 25° (figura 4.5).

FIGURA 4.5

Para poupar esforços aos músculos do ombro, o cotovelo deve permanecer próximo da cintura quando se trabalha com o teclado e o mouse. Evitar: a) o braço muito deslocado para a frente (mais do que 25º); b) abertura lateral do braço ("asa") superior a 20º.

a)

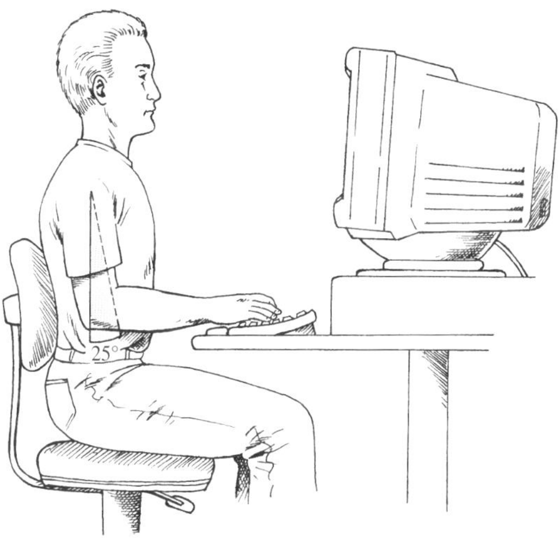

b)

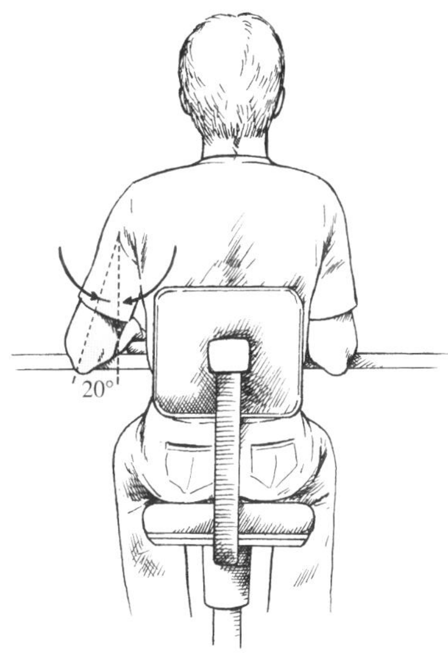

Quando se trabalha com os cotovelos afastados do tronco, sem que os antebraços estejam apoiados, os músculos dos ombros precisam realizar um esforço permanente para sustentar o peso dos braços, o que é muito desconfortável. Quanto mais afastados os cotovelos, maior o esforço.

As pessoas tendem a apoiar os punhos quando digitam para reduzir o peso dos braços que os ombros têm de sustentar. Por isso é recomendável um apoio adequado para os punhos na frente do teclado (salva-punho), que além de aliviar os músculos dos ombros poupa também os músculos dos braços (como o bíceps), que mantêm o antebraço dobrado a 90°. Os teclados ergonômicos já vêm com apoio para punhos.

Existem no mercado diversos tipos de salva-punhos com diferentes dispositivos para serem acoplados ao teclado, que são mais ou menos confortáveis conforme o tipo de mesa e de trabalho que você realiza. Evite comprar seu salva-punho por catálogo ou fechado na caixa sem experimentá-lo. Modelos em forma de suporte (caixa) com espaço (vão) para encaixar o teclado geralmente apresentam inconvenientes práticos.

A mudança de posição da mão entre o teclado e o *mouse* deve ser fácil, o que requer que o *mouse* esteja próximo do teclado, preferivelmente no mesmo plano e sem obstáculos para a mão.

Quando se escreve, apoiando apenas a mão e o punho sobre a mesa, com o braço fora do tampo, porém na horizontal ("asa aberta"), são os músculos do braço e do ombro que mantêm o braço "no ar". Depois de alguns minutos essa posição vai se tornando cada vez mais desconfortável. Deixando o antebraço cair, pode-se perceber o esforço que o ombro estava fazendo. Porém, nessa nova posição, a mão que estava alinhada com o punho fica meio dobrada, tornando-se desconfortável depois de algum tempo. Se você tiver de trabalhar muito tempo nessas condições (escrevendo continuamente, digitando ou trabalhando com o *mouse*), ora levantará o antebraço para descansar o punho, ora abaixará o antebraço para descansar o ombro.

Conclusão

Escrever prolongadamente durante o trabalho só é confortável com o antebraço e o cotovelo apoiados sobre a mesa.

Algo parecido ocorre quando se digita num teclado muito alto (figura 4.6). Se os ombros estiverem relaxados, os cotovelos ficam baixos e próximos da cintura, porém as mãos ficam dobradas para baixo, com desconforto nos punhos. Inversamente, para manter a mão alinhada com o antebraço na horizontal, acaba-se levantando os ombros e "abrindo um pouco as asas", com desconforto nos ombros. Geralmente acaba-se adotando um meio-termo, uma posição intermediária que resulta no ombro um pouco levantado e tenso e a mão um pouco fletida para baixo. O que está longe de ser confortável.

Em resumo, se você utiliza muito o teclado é fundamental poder colocá-lo numa posição que permita trabalhar com as mãos e os antebraços alinhados, com os cotovelos próximos da cintura e os ombros relaxados.

A maioria das pessoas prefere digitar com apoio para punhos na frente do teclado. Se você escreve frequentemente, quando está trabalhando num microcomputador, é importante ter um espaço adequado onde possa apoiar o antebraço ao escrever.

FIGURA 4.6
1) Trabalhando com o teclado na altura adequada, os ombros ficam relaxados.
2) Posição muito alta do teclado obriga a:
a) manter os ombros elevados; ou
b) afastar os braços para os lados ("abrir as asas"). Ambas as posições sobrecarregam os ombros, podendo causar desconforto e dores musculares.

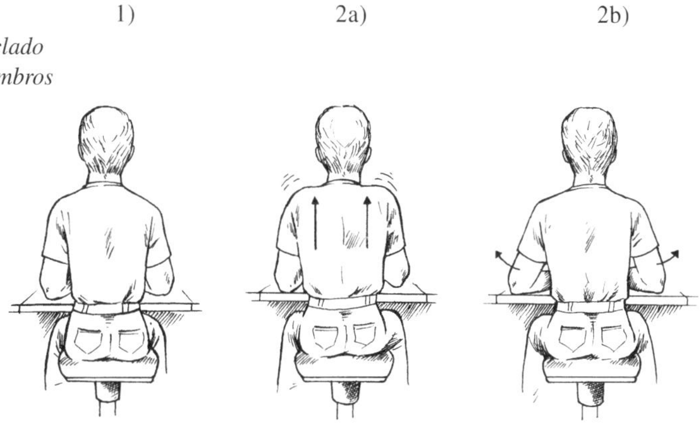

MOUSE

A maior parte das recomendações apresentadas para o teclado valem para o *mouse*. É importante saber quanto você utiliza o *mouse*.

Por exemplo, na digitação de textos utiliza-se relativamente pouco o *mouse*. Para redigir, revisar textos ou trabalhar com planilhas, usa-se mais. Nos trabalhos de computação gráfica utiliza-se muito o *mouse*, em geral tanto ou mais que o teclado.

Quanto mais você utiliza o *mouse*, mais deve preocupar-se em ter um espaço adequado e confortável para ele.

Quando se usa o *mouse* brevemente para movimentar o ponteiro e clicar, retornando a mão ao teclado, o risco de desconforto nos ombros é menor. Já na computação gráfica a utilização do *mouse* é mais continuada, trabalhando-se frequentemente com uma das mãos no teclado e a outra no *mouse*.

Um apoio adequado para os punhos – em geral já agregado ao "tapete" do *mouse* (*mouse pad*) – é útil sobretudo para evitar a pressão e o atrito da borda da mesa ou do *mouse pad* contra os punhos. Porém, como os punhos já trabalham apoiados sobre o *mouse pad*, o salva-punho não alivia o esforço dos ombros.

A fonte de desconforto no trabalho com o *mouse* geralmente é o esforço dos músculos dos ombros para manter os braços afastados do tronco.

A posição mais confortável para trabalhar com o *mouse* seria na mesma altura do teclado, mantendo os cotovelos junto à cintura, com os antebraços na horizontal. O problema é que o espaço que permitiria essa posição já está ocupado pelo lado direito do teclado (ilha numérica e teclas especiais). Quem prefere acionar o *mouse* com a mão esquerda não enfrenta esse inconveniente.

Como o teclado ocupa um espaço grande (45 a 50 cm) e geralmente se coloca a parte com as teclas alfabéticas bem na frente, o lugar à direita do teclado para se trabalhar com o *mouse* fica muito distante, sendo necessário afastar o cotovelo para o lado direito e para a frente.

Quando existe uma base para o teclado separada da mesa nem sempre ela é suficientemente larga para se colocar o *mouse* e o teclado. A opção é colocar o *mouse* sobre o plano de apoio do monitor (tampo da mesa). Essa posição é ainda mais desconfortável do que ao lado do teclado.

Raramente as mesas para microcomputadores apresentam uma base adequada para se trabalhar com o *mouse*. Uma base confortável é dada por plataforma ao lado do corpo (direito ou esquerdo conforme a preferência), com dimensões de 20 a 25 cm de largura e 50 a 55 cm de comprimento, na altura do teclado e fazendo com a base desse um L invertido, como o braço de uma cadeira escolar (universitária). Dessa forma teclado e *mouse* ficam no mesmo nível e próximos, facilitando a passagem de um para outro, e tem-se um apoio para as mãos, antebraços e cotovelos. Usando-se dois tapetes para *mouse* justapostos, reveste-se toda a superfície e tem-se assim também um apoio acolchoado para os antebraços.

Dica

Uma solução interessante é trabalhar com um pequeno gaveteiro sobre rodízios, com 45 a 50 cm de largura (frente) e 50 a 55 cm de comprimento (profundidade), cujo tampo fique o mais próximo possível do suporte do teclado e na mesma altura. Além do tapete para o *mouse*, pode-se utilizar outro para apoio dos antebraços (figura 4.7).

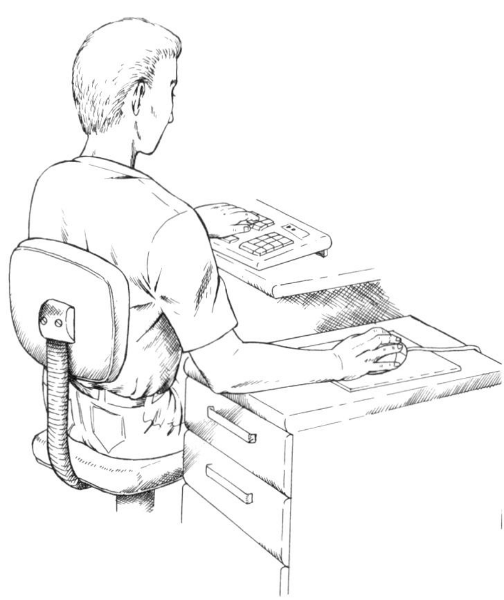

Figura 4.7
O tampo de um gaveteiro volante pode servir de base para trabalhar com o mouse, *possibilitando que os cotovelos fiquem mais próximos da cintura.*

Segunda parte

A CADEIRA

Capítulo 5

Cadeira ergonômica

A Norma de Ergonomia (NR-17)* exige as seguintes características mínimas de conforto em cadeiras para o trabalho sentado:

- assento plano (sem formato), com a borda da frente arredondada;
- encosto com apoio para a região lombar;
- altura do assento regulável, podendo ser ajustada pelo trabalhador de acordo com sua estatura e com as necessidades do trabalho.

No comércio encontra-se grande variedade de cadeiras baseadas nessas exigências. São vendidas como *cadeiras ergonômicas*. Porém, muitas são inadequadas para o trabalho em microcomputadores ou terminais com monitor e teclado, principalmente quando se trabalha sentado a maior parte do tempo. Isso porque muitos outros aspectos fundamentais para o conforto postural nesse tipo de trabalho não são considerados pela NR-17. Portanto, dizer que uma cadeira "atende à NR 17" não garante que ela atenderá às suas necessidades de conforto e de trabalho.

Escolhendo a cadeira

Não existe cadeira ideal em que as pessoas possam trabalhar horas a fio sem sentir desconforto ou cansaço. Certamente algumas cadeiras são mais confortáveis que outras, mas ne-

* A NR-17, elaborada pelo Ministério do Trabalho em 1990, faz parte do conjunto de Normas Regulamentadoras de Segurança e Medicina do Trabalho da CLT, sendo de cumprimento obrigatório pelas empresas.

nhuma pode dispensar as pessoas da necessidade fisiológica de levantar-se de tempos em tempos, movimentar-se, dar alguns passos ou fazer alguma coisa em pé.

A cadeira forma um conjunto integrado com os outros elementos do posto de trabalho. Uma boa cadeira é fundamental se você trabalha a maior parte do tempo sentado; contudo, por si só ela não pode garantir seu conforto postural se o teclado, *mouse*, monitor e documentos estão em posições inadequadas, se falta espaço para escrever ou se você não consegue encaixar confortavelmente as pernas sob o tampo da mesa.

Nem sempre as cadeiras mais sofisticadas ou caras são as melhores. Principalmente porque a partir de certa faixa de preços começa-se a sacrificar o conforto pela estética (*design*). São cadeiras bonitas, mas geralmente pouco confortáveis. Por outro lado, quase sempre as cadeiras mais baratas não atendem a maior parte dos requisitos de conforto. Em geral pode-se encontrar cadeiras com as características de conforto aqui analisadas por um preço médio.

Quando se compra uma cadeira para uso próprio é possível examiná-la e experimentá-la na loja. O ideal, contudo, é poder testar a cadeira em situação de trabalho e poder trocá-la se precisar. Se você já trabalhou com cadeira ergonômica, tem mais chance de acertar. Este capítulo lhe ajudará na escolha.

Quando as cadeiras se destinam ao uso coletivo, para se evitar desconforto, principalmente para as pessoas mais baixas, mais altas e mais corpulentas, são indispensáveis alguns dispositivos de regulagem e certas dimensões mínimas e máximas das cadeiras.

Evite comprar lotes de cadeiras para uso coletivo, com base em características aparentes, catálogos ou vendedores que dizem ser "cadeira ergonômica", "atende às exigências da NR-17" ou "é muito confortável". É recomendável testar pelo menos uma unidade de alguns modelos, durante vários dias, avaliando não apenas suas características de conforto, mas também se a cadeira não apresenta inconvenientes práticos nos postos de trabalho. É um procedimento mais trabalhoso, porém diminui muito o risco de se comprar cadeiras inadequadas, que geram reclamações ou simplesmente não serão usadas, situação frequente na prática.

A Associação Brasileira de Normas Técnicas (ABNT) publicou em 1996 uma norma brasileira para cadeiras (15:300.01-003), classificando-as de acordo com seu uso e especificando suas características físicas e dimensionais.

A cadeira mais utilizada em escritórios é a denominada *giratória*, que, além de assento giratório, possui base de cinco pés (patas) com rodízios. Quando são altas (cadeira para caixa de banco) as patas não têm rodízios.

Existem modelos de cadeira giratória com encosto baixo e com encosto alto. O assento e o encosto podem estar unidos, formando uma única peça chamada *concha única*. O assento e o encosto também podem ser duas peças separadas (*concha dupla*), ficando um vão livre entre ambas (figura 5.1).

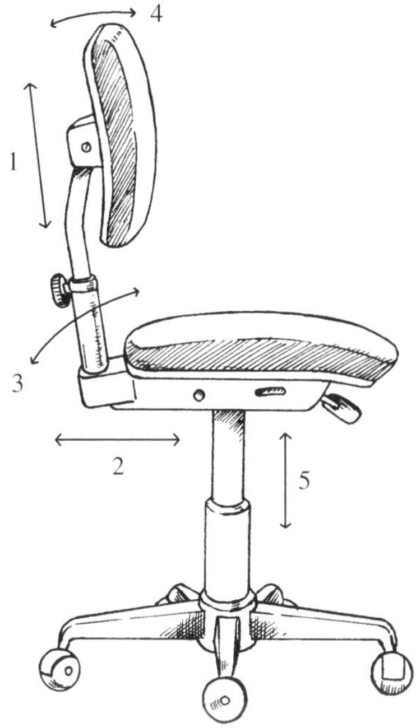

FIGURA 5.1
Características necessárias para a cadeira ergonômica: assento e encosto separados; assento giratório; cinco pés com rodízios; encosto curto (apoio lombar) com regulagem de altura (1), de profundidade (2) e de inclinação (3); encosto oscilante (4); assento com altura regulável (5).

FIGURA 5.2
Diferentes tipos de cadeiras:

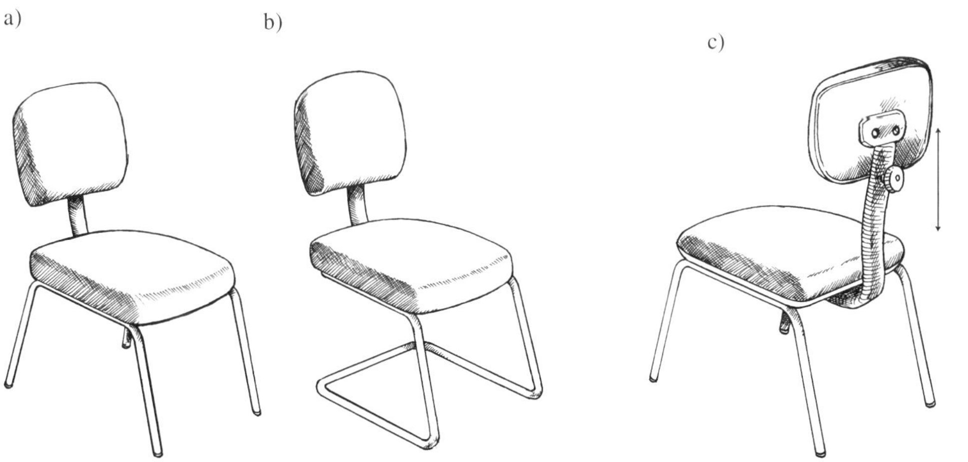

Cadeiras fixas, com assento e encosto separados, sem regulagens.

Cadeira fixa com apoio lombar de altura regulável.

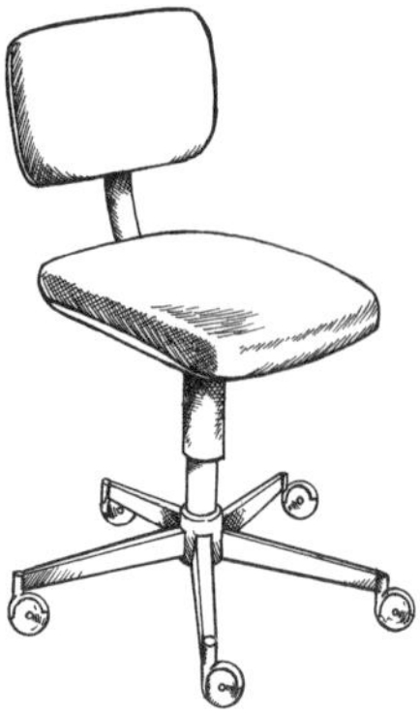

d)

Cadeira giratória com assento e encosto separados, sem regulagens.

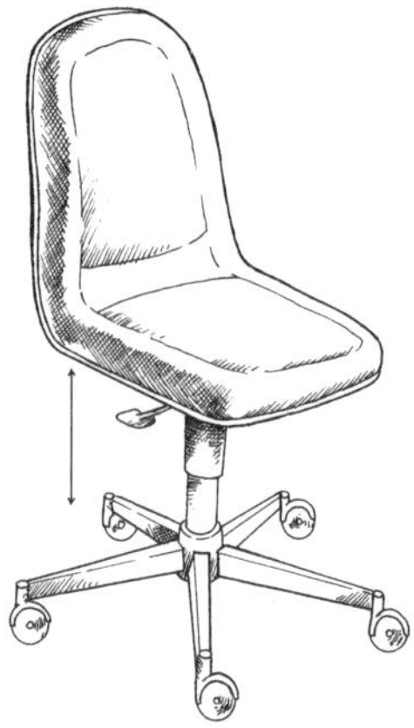

e)

Cadeira giratória com assento/ encosto em concha, apenas com regulagem de altura da concha.

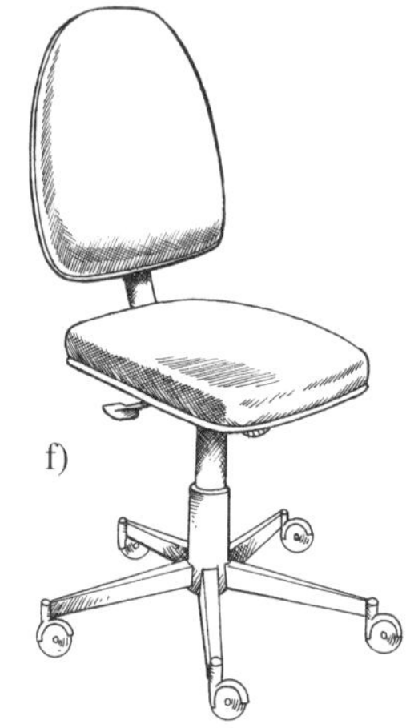

f)

Cadeira giratória com encosto de altura média.

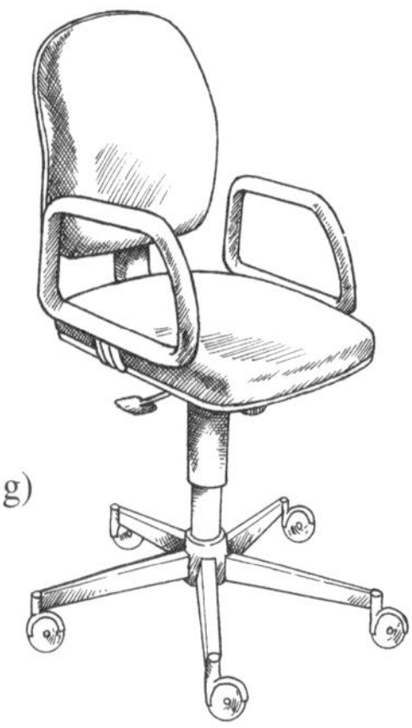

g)

Cadeira giratória com encosto de altura média com braços fixos.

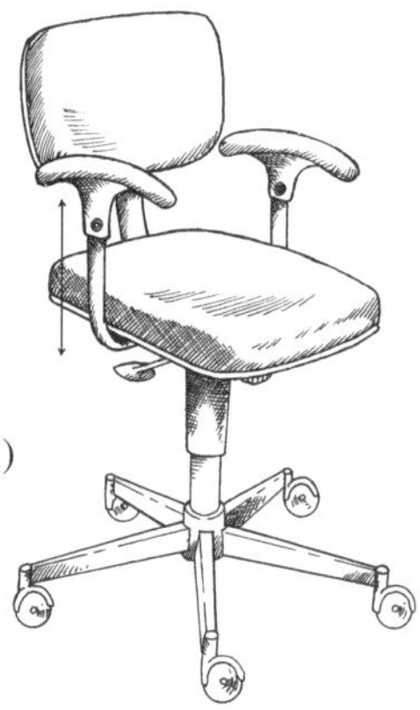

h)

Cadeira giratória com encosto curto (apoio lombar) com braços de altura regulável.

Nos dois capítulos seguintes trataremos apenas da cadeira giratória *ergonômica*: o encosto e o assento são separados, o encosto é baixo e relativamente estreito, limitado à coluna lombar na altura dos rins, chamado *apoio lombar*. Esse encosto é o tipo de apoio mais adequado para a coluna vertebral desde que possua as regulagens necessárias para adaptar a cadeira ao usuário e ao tipo de serviço.

A cadeira giratória com apoio lombar regulável é a recomendável para o trabalho prolongado em microcomputadores. É importante que possua ainda outras características de conforto que são analisadas mais detalhadamente no próximo capítulo.

Recomendável é no sentido de a cadeira ser mais confortável para a maioria das pessoas.

Muitas pessoas, no entanto, podem preferir trabalhar em cadeiras giratórias com assento e encosto não separados, formando uma concha. Afinal, o conforto é algo pessoal e relativo, não uma etiqueta que vem colada nos objetos. Quem experimentou a cadeira ergonômica, mas prefere trabalhar na cadeira em concha única, provavelmente deve ter algum motivo razoável.

Por exemplo: a cadeira ergonômica não apresentava as regulagens ou dimensões adequadas do apoio lombar, tornando-se desconfortável para algumas pessoas em função de suas medidas corporais. Outro motivo é que a cadeira em concha permite à pessoa escorregar mais facilmente para a frente para que a cabeça fique em posição mais baixa ou para aliviar a tensão nas costas. Se o monitor está muito baixo ou a pessoa é bem alta, essa posição permite um alívio para os músculos da nuca. Certamente existem outras razões.

Lembrete

Corrigir eventuais defeitos, mecanismos que não estão funcionando, trocar componentes avariados ou com desgaste, é importante para desfrutar do conforto e funcionalidade que as cadeiras de boa qualidade oferecem.

Para ajudá-lo a conhecer e a avaliar a cadeira em que você trabalha ou a escolher a que pretende comprar, é apresentada a seguir uma lista com 18 características e dispositivos de regulagem das cadeiras.

Lista de verificação

(Cada item é explicado nas páginas seguintes)

1. Assento plano com estofamento pouco espesso e bem consistente
2. Assento giratório
3. Assento com leve inclinação para trás (cerca de 5°)
4. Revestimento do assento e do encosto antiderrapante
5. Assento suficientemente largo
6. Borda da frente do assento arredondada
7. Comprimento do assento menor que o tamanho da coxa
8. Regulagem da altura do assento
9. Amortecimento do assento
10. Encosto do tipo "apoio lombar"

11. Apoio lombar com

    Tamanho: largura (horizontal): 30 a 35 cm

    altura (comprimento vertical): 15 a 20 cm

    Formato: convexo no sentido da altura (verticalmente)

    côncavo no sentido da largura (horizontalmente)

12. Regulagem da altura do encosto lombar com relação ao assento
13. Regulagem de profundidade do apoio lombar
14. Encosto reclinável
15. Ângulo de 95° a 105° entre o encosto e o assento, se o encosto não for reclinável
16. Encosto oscilante
17. Pés: cinco, com rodízios para cadeiras baixas, sem rodízios para cadeiras altas
18. Braços: apenas se comprovados o conforto e a ausência de inconvenientes para se movimentar no posto de trabalho.

Capítulo 6

CARACTERÍSTICAS DE CONFORTO DA CADEIRA

ASSENTO

Assento plano com estofamento pouco espesso e bem consistente (firme)

Poder mudar de posição é importante quando se trabalha sentado. Assentos moldados, com relevos adaptados à forma do corpo (formato anatômico) são desaconselháveis pois dificultam as mudanças de posição. O mesmo acontece com estofamentos muito altos, que se comprimem quando se senta e, com o uso, tendem a deformar-se, ficando afundados no centro. Almofadas, pior ainda.

Outro inconveniente dos estofamentos muito volumosos é que dificultam o apoio do peso do corpo sobre os "ossinhos de sentar" (ísquios) deslocando o peso para nádegas e coxas. Na posição sentada, com o tronco ereto, o apoio do peso do corpo sobre esses dois ossinhos alivia a pressão sobre as nádegas e coxas, diminuindo a compressão dessas (ver capítulo 14).

FIGURA 6

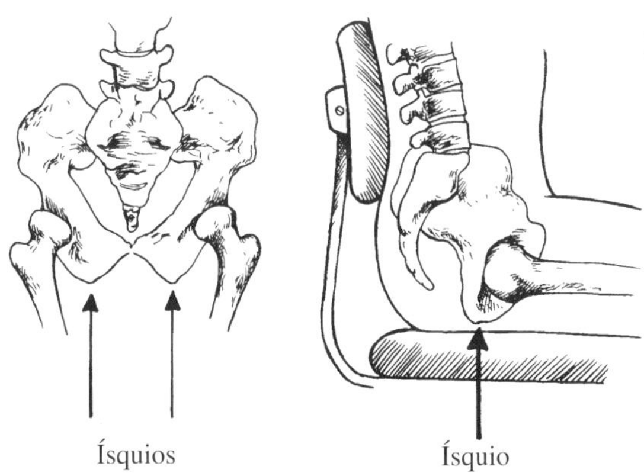

Recomenda-se para o estofamento pequena camada de espuma de alta densidade.

Assento giratório

As cadeiras giratórias facilitam o deslocamento lateral dos braços sobre o plano de trabalho, evitando torções do tronco.

Assento com leve inclinação para trás (cerca de 5°)

Convém que o assento não seja exatamente horizontal, mas ligeiramente inclinado para trás. A Norma Técnica da ABNT recomenda uma inclinação do assento de 0 a 5°. Atenção, porém, pois a inclinação de 5° é muito pequena, quase imperceptível. Essa pequena inclinação favorece o apoio das costas no encosto e também ajuda a evitar o deslizamento do corpo para a frente.

Inclinação maior é desaconselhável.

Revestimento do assento e do encosto antiderrapante

É recomendável que o tecido de revestimento seja um pouco áspero. Quando alguém com roupa de tecido liso está sentado numa cadeira com revestimento liso (como napa), seu corpo tende a escorregar para a frente, obrigando a pessoa a manter os pés bem apoiados no chão e fazer força com as pernas no sentido contrário. Se a cadeira tiver pés com rodízios e estiver sobre piso liso, piora ainda mais a situação.

Certos revestimentos sintéticos, como napa e curvim, apresentam ainda o inconveniente de serem impermeáveis, retendo calor e dificultando a evaporação do suor.

Assento suficientemente largo

A pessoa sentada não deve sentir as bordas laterais do assento.

Se uma cadeira vai ser usada por várias pessoas, prevendo que algumas terão quadris mais largos, é recomendável que o assento tenha largura mínima de 40 cm (recomendação da Norma Técnica da ABNT para cadeiras).

Borda da frente do assento arredondada

Como atrás do joelho passam artérias, veias, nervos (incluindo o ciático) e tendões de músculos, para evitar que eles sejam comprimidos ao sentar, utilize cadeiras com a borda do assento arredondada e encurvada para baixo.

Comprimento do assento menor que o tamanho da coxa

O comprimento (distância entre a borda da frente e a de trás) do assento deve ser tal que entre a parte de trás da perna e a borda do assento haja um espaço livre de 10 cm, ou um pouco menos. Esse cuidado também se destina a evitar a compressão de vasos sanguíneos, tendões e nervos na parte de trás do joelho e da extremidade da coxa.

Se o assento for muito comprido para uma pessoa de baixa estatura, sua borda frontal irá comprimir a parte de trás do joelho e da extremidade da coxa. Para evitá-lo a pessoa terá de afastar as costas do encosto, ou escorregar um pouco as nádegas para a frente sobre o assento. Nenhuma dessas soluções lhe assegura conforto por muito tempo.

Se as cadeiras se destinam ao uso coletivo, prevendo-se que algumas pessoas têm pernas menores, é importante que sejam dotadas de dispositivo de regulagem de profundidade do encosto, que permite variar o comprimento do assento. Caso contrário, para acomodar as coxas mais curtas, o assento deverá ter no máximo 38 cm de comprimento (recomendação da Norma Técnica da ABNT para cadeiras).

Regulagem da altura do assento

É indispensável.

Essa regulagem deveria servir apenas para ajustar a altura do assento ao comprimento da perna de quem a utiliza, permitindo trabalhar numa posição confortável para membros inferiores, nádegas e coluna. Quanto menor o comprimento da perna, mais baixo o assento.

Porém, na prática quase sempre o tampo da mesa e a base do teclado não possuem mecanismos para regulagem de altura – o que obriga as pessoas a elevar ou abaixar o assento para acomodar-se à altura da mesa ou da base do teclado de modo que as mãos possam trabalhar sobre a mesa, no teclado e no *mouse* sem desconforto dos membros superiores. Observe que esse ajuste agora se faz de forma inversa: quanto mais baixa a pessoa, mais alto precisa ficar o assento.

E aí, qual é o problema?

Para a maior parte das pessoas (com altura média ou mais baixas) torna-se necessário erguer o assento para poder trabalhar numa posição confortável para as mãos e para os membros superiores. Com isso as pernas ficam dependuradas, sem apoio (figura 6.1), sendo necessário o uso de um suporte para os pés – o que também tem seus inconvenientes (ver capítulo 1).

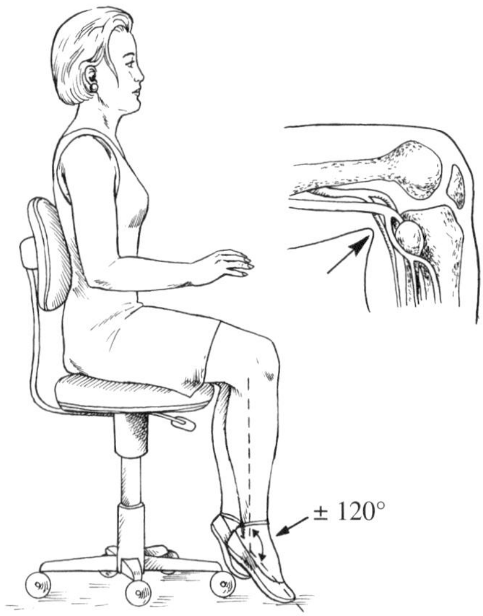

Figura 6.1
Assento muito alto causa compressão de vasos sanguíneos e nervos que passam na parte posterior do joelho. Os pés, apoiados apenas nas pontas, ficam em posição desconfortável.

Inversamente, para as pessoas mais altas torna-se necessário abaixar o assento para ficar com o teclado aproximadamente na altura da cintura. As pessoas muito altas, que teriam de elevar o assento ao máximo, veem-se obrigadas a baixá-lo ao mínimo. Com isso ficam com os joelhos elevados (figura 6.2). Não há como remediar essa situação senão aumentando a altura da mesa.

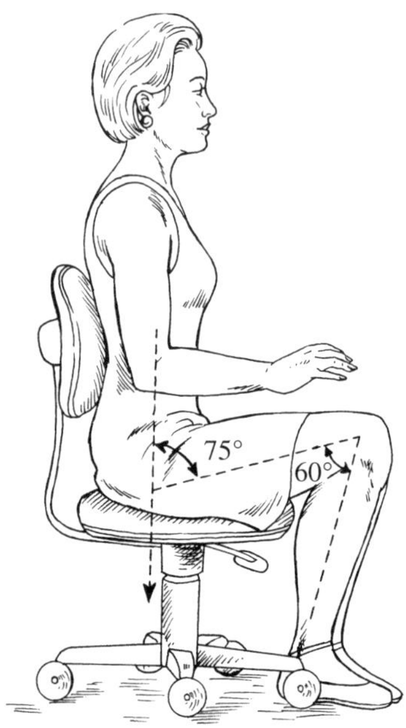

Figura 6.2
Assento muito baixo eleva os joelhos e as coxas – posição bastante desconfortável. O peso corporal se concentra muito nos "ossinhos" das nádegas, e o ângulo do joelho, ficando mais fechado, prejudica a circulação sanguínea.

Apenas quando a altura do tampo da mesa ou a base de apoio para o teclado possui mecanismo de regulagem de altura (figura 6.3) é possível ajustar a altura do assento sem ter de se utilizar suporte para os pés (pessoas com estatura média ou menores) ou trabalhar com os joelhos elevados (pessoas mais altas).

Figura 6.3
Altura do assento:
a) a situação mais frequente é a mesa com altura fixa de 74 cm e o assento com altura variável entre 42 e 50 cm – nesse caso, a maior parte das pessoas precisa de suporte para os pés;
b) se a mesa tiver altura regulável, torna-se possível para a grande maioria das pessoas trabalhar em condições de conforto para os membros superiores, com os pés apoiados no piso.

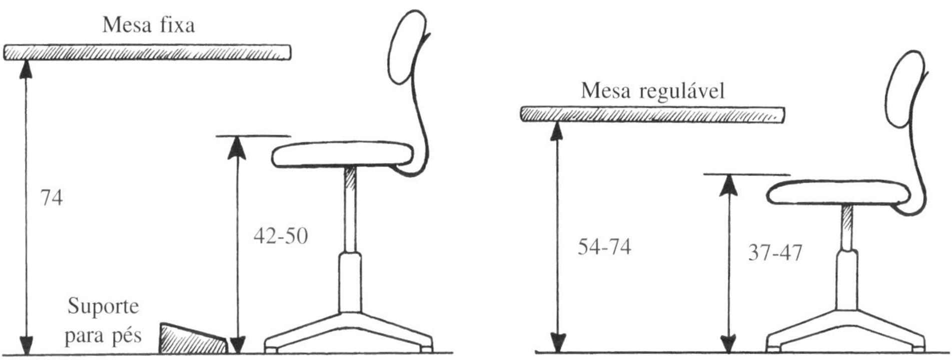

Mesmo assim, há uma dificuldade para as pessoas muito baixas: a altura mínima das cadeiras disponíveis no mercado é relativamente alta, pois foi projetada para mesas com altura fixa (em torno de 74 cm). Para atender as pessoas mais baixas o assento deveria abaixar até 37 cm do piso. A Norma Técnica para cadeiras da ABNT estabelece que as cadeiras devem ter regulagem de altura do assento entre 42 e 50 cm. Indica, porém, que os fabricantes podem fazer cadeiras com intervalos de regulagem maiores (abaixo de 42 cm e/ou acima de 50 cm).

Amortecimento do assento

São preferíveis cadeiras com dispositivos de amortecimento, mecânicos ou hidráulicos, para reduzir o impacto no quadril ao sentar-se.

Encosto

Encosto do tipo apoio lombar

Para reduzir o trabalho dos músculos das costas quando se está sentado com o tronco em postura ereta, ou relaxada um pouco para trás, é necessário um apoio que se encaixe bem na curvatura (concavidade) lombar da coluna, na altura dos rins.

Apoio lombar

Dimensões recomendáveis para o apoio lombar:

- largura: 30 a 35 cm (recomendação da Norma Técnica da ABNT para cadeiras: largura mínima de 30,5 cm.)
- altura: 15 a 20 cm

Formato: convexo no sentido da altura (verticalmente)
côncavo no sentido da largura (horizontalmente)

Para dar sustentação ao tronco, esse apoio precisa se encaixar bem na curvatura lombar, daí seu formato anatômico.

É importante que não tenha mais de 20 cm de altura, pois, quando se está sentado, a parte posterior das nádegas fica mais saliente para trás que a curvatura lombar. Para que o apoio das costas não impeça que as nádegas se encaixem no fundo do assento, é preciso ficar um vão livre de 15 a 20 cm entre a parte de baixo do apoio lombar e o assento.

Além disso, quando movimentamos os braços, as omoplatas deslizam sobre as costas. Para que o apoio lombar não estorve o movimento dos braços, o encosto lombar deve ficar abaixo das omoplatas (figura 6.4).

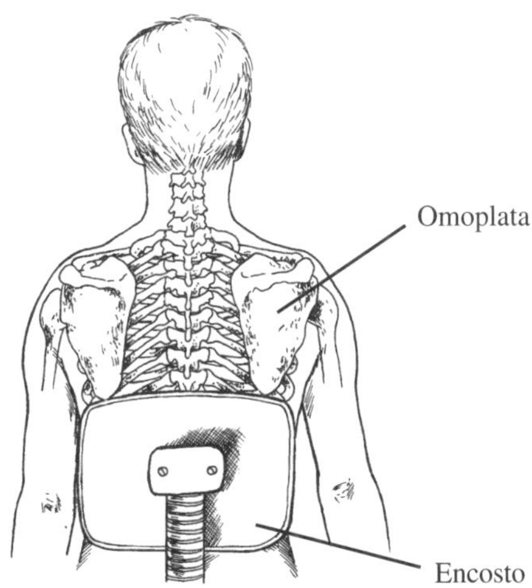

Figura 6.4
O apoio lombar deve acompanhar a curva lombar, ficando abaixo das omoplatas e permitindo que as nádegas se encaixem no fundo da cadeira.

Regulagem da altura do encosto lombar com relação ao assento

Como a altura da curvatura lombar varia muito de pessoa para pessoa, torna-se indispensável que a cadeira tenha um dispositivo para poder regular a altura do apoio lombar, erguendo-o ou abaixando-o conforme o caso. A menos que só você use a cadeira e que, por muita coincidência, o apoio lombar fixo da cadeira se ajuste exatamente na curvatura lombar.

A ABNT recomenda que o ponto médio do encosto lombar (na metade da altura do encosto) possa variar sua altura entre 17 e 23 cm acima do assento. É nesse vão abaixo do encosto que irão se encaixar as nádegas (fig. 6.5).

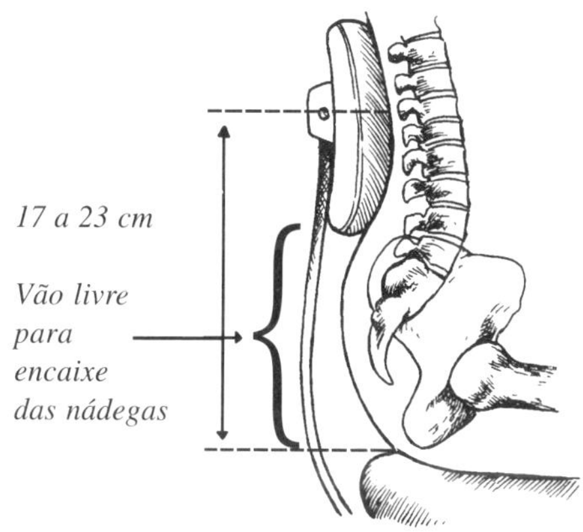

Regulagem de profundidade do apoio lombar

É recomendável um dispositivo que permita deslocar o apoio lombar horizontalmente sobre o assento (mais para a frente ou para trás), de acordo com o comprimento da coxa de quem o utiliza, de modo a deixar um espaço livre entre a perna e a borda do assento. Pessoas mais baixas podem colocar o encosto lombar mais para a frente, diminuindo a profundidade do assento. Pessoas mais altas podem colocar bem para trás o encosto lombar, tornando o assento mais comprido (profundo).

Encosto reclinável

São recomendáveis cadeiras com dispositivo que permita regular a inclinação do encosto (ângulo formado entre o encosto e o assento da cadeira) em duas ou mais posições entre 90º (vertical) e 110º (pequena inclinação para trás).

Em princípio, quanto maior a inclinação da cadeira menor a pressão nas juntas da coluna lombar e menor o trabalho dos músculos das costas.

Figura 6.5
Inclinação do encosto: 90º a 110º se for reclinável; 90º a 95º se for fixo.

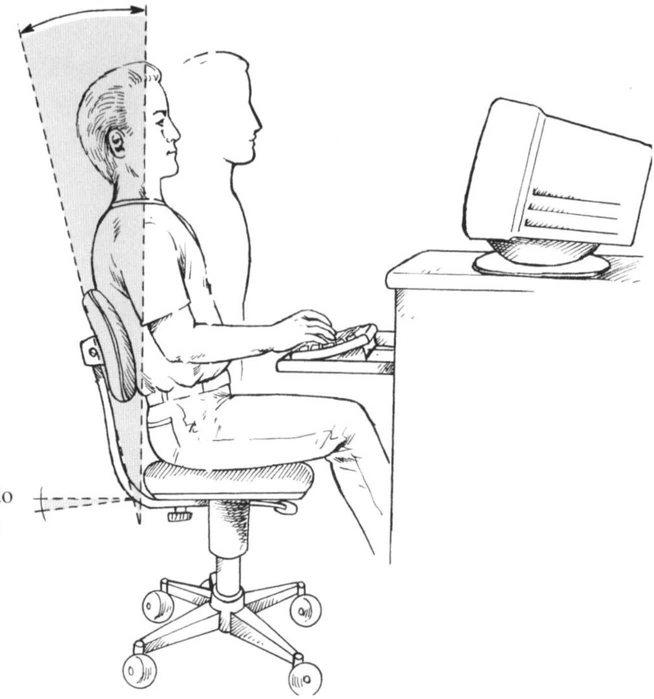

A posição vertical entre 90º e 95º é mais confortável quando se escreve ou se trabalha com as mãos sobre a mesa. Posições mais inclinadas do encosto são mais confortáveis para a maioria das pessoas, especialmente quando se digita, usa o *mouse*, observa a tela ou lê documentos em posição não muito baixa (ver figura 6.5).

De qualquer forma, essa regulagem permite escolher a posição que lhe é mais confortável e também variar a posição durante o trabalho.

Ângulo de 90º a 95º entre o encosto e o assento, se o encosto não for reclinável

Pode-se verificar esse ângulo utilizando um livro ou caderno grande: 95º é pouca coisa mais do que um ângulo reto.

Encosto oscilante

São preferíveis os apoios lombares com um pequeno balanço (vaivém) para trás, denominado encosto oscilante, que acompanha as costas quando se reclina o tronco ou quando se escorrega um pouco o quadril para a frente para mudar de posição.

PÉS

Cinco pés, com rodízios para cadeiras baixas e sem rodízios para cadeiras altas

Por questão de estabilidade as cadeiras giratórias têm cinco pés. Geralmente com rodízios para facilitar a locomoção.

As cadeiras cerca de 20 cm mais altas (cadeiras para caixa) vêm normalmente equipadas com cinco pés fixos, pois com rodízios haveria o risco de tombar ao se subir ou descer. Dispõem usualmente de um aro para apoio dos pés, com altura regulável.

Cadeiras desse tipo, para mesas altas, têm a grande vantagem de permitir que se alterne trabalho sentado e em pé. Em contrapartida, sem os rodízios fica mais difícil encaixar-se no posto de trabalho, o apoio para os pés é precário, e elas impossibilitam que a pessoa se aproxime da mesa depois de sentada, como se faz na cadeira de rodízios.

APOIOS PARA ANTEBRAÇOS

Apenas se o conforto e a ausência de inconvenientes forem comprovados pelo próprio usuário

Cadeiras com braços laterais podem dar apoio confortável para os antebraços, poupando os músculos dos ombros e dos braços. Contudo, há grande risco de se tornarem um estorvo para a digitação, para o uso do *mouse* e para trabalhar sobre a mesa.

Antes de optar por uma cadeira desse tipo, convém verificar se os braços da cadeira se encaixam sob o tampo da mesa e se não batem na base do teclado. Frequentemente, por esses motivos, os braços impedem a aproximação da mesa ou os movimentos giratórios da cadeira.

Um elemento imprescindível nesse tipo de cadeira – quando se destina ao trabalho em microcomputadores – é o dispositivo de regulagem de altura do braço. Algumas marcas possuem até sete posições de regulagem. Deve-se evitar cadeiras com braços fixos (sem regulagem).

Verifique se a distância entre os dois braços da cadeira permite que seu quadril se acomode folgadamente. Se ficar justo, acaba restringindo os movimentos do tronco.

Finalmente convém verificar se uma cadeira com braços é mais confortável para digitar, permitindo que a mão e o antebraço fiquem alinhados na mesma reta.

É desaconselhável comprar uma cadeira com braços sem poder testá-la pelo menos algumas horas no seu posto de trabalho. Se melhorar o conforto e não apresentar os inconvenientes práticos citados, ótimo. Portanto, ao adquiri-la é bom assegurar-se da possibilidade de trocá-la por outro modelo sem braços caso não a aprove.

A norma da ABNT estabelece para o apoio dos braços as seguintes dimensões:

- largura mínima: 4 cm;
- comprimento mínimo: 20 cm;
- altura mínima 20 cm e máxima 25 cm (se a altura for regulável, os fabricantes podem exceder esses limites);
- distância entre os braços: mínima de 45 cm, máxima de 56 cm (também pode ser excedida se essa distância for regulável).

Capítulo 7

AJUSTANDO A CADEIRA

As pessoas que trabalham em cadeiras ergonômicas procuram ajustá-las de acordo com suas necessidades práticas de trabalho e seu conforto. Contudo, frequentemente muitos aspectos importantes são deixados de lado por falta de informações.

Neste capítulo você encontrará um roteiro prático e algumas dicas para o ajuste da cadeira às dimensões do seu corpo e à altura dos planos onde suas mãos trabalham.

Para encontrar posições confortáveis para o trabalho sentado, a primeira tarefa é ajustar a cadeira ao seu corpo.

Para fazê-lo é necessário primeiramente *afastar-se do posto de trabalho*, esquecendo por um momento a mesa, o teclado, o monitor, documentos e tudo o mais. Você poderá também usar esses procedimentos para testar a cadeira quando for comprá-la.

A seguir ajusta-se a cadeira ao posto de trabalho e às necessidades práticas.

Você pode realizar todos esses ajustes sozinho. Contudo, se você trabalha com outras pessoas, é mais fácil e interessante fazê-lo com a ajuda e observação de outro colega.

Siga os passos a seguir:

1º PASSO – VERIFIQUE QUAIS REGULAGENS A CADEIRA APRESENTA (E SE FUNCIONAM)

- Regulagem de altura do assento (deslocamento do assento para cima e para baixo).
- Regulagem de altura do encosto lombar (para cima e para baixo).
- Regulagem de profundidade do encosto lombar (para a frente e para trás).
- Regulagem de inclinação do encosto lombar (mais vertical ou mais inclinado).

2º PASSO – AJUSTANDO A ALTURA DO ASSENTO

O ajuste é feito sentado com as pernas na vertical e os pés bem apoiados no chão (figura 7.1).

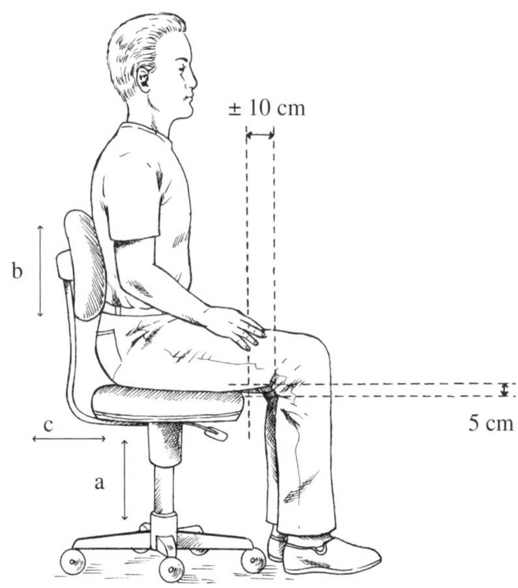

FIGURA 7.1
Ajustando o assento: a) regulando a altura do assento de acordo com o comprimento da perna; b) regulando a altura do encosto para que se encaixe na curva lombar; c) regulando a profundidade do encosto de acordo com o comprimento da coxa.

É importante que a dobra do joelho (ângulo na parte de trás) fique 3 a 5 cm (2 ou 3 dedos) *acima* do assento.

O objetivo dessa recomendação é evitar a compressão da parte de baixo das coxas pelo assento, o que provoca bloqueio da circulação venosa.

Quando a coxa não está sendo comprimida pelo assento, consegue-se colocar facilmente a mão aberta entre a coxa e o assento, sem precisar erguer a coxa. Caso contrário é preciso abaixar o assento.

Pessoas de estatura um pouco abaixo da média, mesmo colocando o assento na posição mais baixa, não conseguirão evitar a compressão da coxa (ver regulagem da altura do assento no capítulo 6).

Dica

Se for o seu caso, para chegar na posição de conforto das coxas você pode utilizar, provisoriamente, como apoio para os pés listas telefônicas (diversas espessuras), caixas ou outros objetos com esse formato. Convém medir e anotar a altura desse apoio.

3º PASSO – AJUSTANDO A ALTURA DO APOIO LOMBAR

Convém reler antes as recomendações sobre o encosto no capítulo 6.

A curva para dentro que se forma nas costas, na altura da cintura (rins), chama-se concavidade lombar. O objetivo desse ajuste é fazer com que o apoio lombar se encaixe bem nessa curvatura (figura 7.1).

Você pode sentir bem essa curvatura lombar colocando nela as costas da mão. Aproveite essa posição para, com a ponta dos dedos, sentir a ponta inferior da omoplata do lado oposto. É importante que o apoio lombar não fique sobre a omoplata.

A borda inferior do apoio lombar também não deve ficar muito baixa para não impedir que a saliência das nádegas se encaixe no fundo do assento. Em geral é preciso ficar um vão livre de 15 a 20 cm entre a borda inferior do apoio lombar e o assento.

4º PASSO – AJUSTANDO A PROFUNDIDADE DO APOIO LOMBAR

Esse ajuste permite adaptar o tamanho do assento ao comprimento de sua coxa: se sua coxa é mais curta, você pode encurtar o assento colocando o apoio para as costas mais para a frente. Pessoas mais altas poderão deixar o apoio lombar bem mais para trás.

O objetivo é deixar uma folga (vão livre) de 10 cm (se não for possível, um pouco menos) entre a dobra do joelho e a parte da frente do assento para evitar a compressão de tendões, vasos sanguíneos e nervos que passam atrás do joelho. Esse ajuste é feito deslocando o apoio lombar para a frente ou para trás na horizontal (figura 7.1). A tarefa seguinte é ajustar a altura do assento ao posto de trabalho, especialmente a altura do teclado.

5º PASSO – AJUSTANDO A ALTURA DO ASSENTO À ALTURA DO TECLADO

O objetivo desse ajuste é poder trabalhar numa posição de conforto em que, com os dedos sobre o teclado, a mão fica alinhada com o antebraço na mesma reta e não fica dobrada nem para cima nem para baixo.

Entre o antebraço e o braço deve se formar um ângulo de aproximadamente 100° (de 90° a 105°). Nessa posição, mantenha os ombros relaxados.

É possível que, com o ajuste feito antes na altura do assento (fora do posto de trabalho), você fique nessa posição de conforto. Não é o que ocorre com a maior parte das pessoas. Se for o caso, pode ir direto para o 6º passo.

Se o teclado estiver sobre uma base (separada da mesa) com regulagem de altura, você pode ainda tentar chegar à posição de conforto variando a altura do teclado (figura 7.2). Se deu certo, pode ir para o 6º passo.

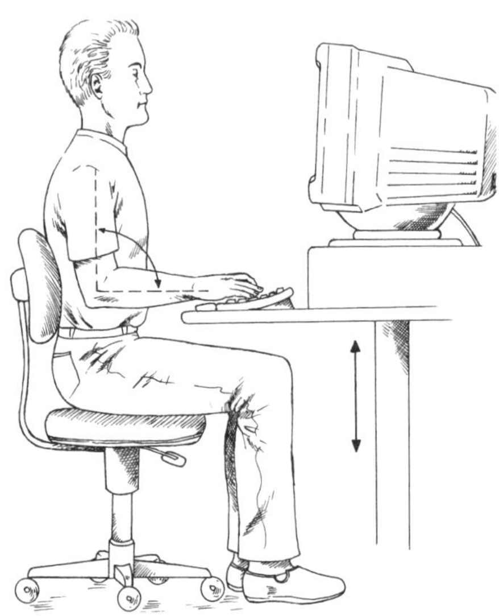

FIGURA 7.2
Ajustando a altura do teclado para que mãos, cotovelos e ombros fiquem em posições de conforto – caso a mesa ou a base do teclado tenham regulagem de altura.

Se não for suficiente ou se o teclado estiver num plano fixo (sobre a mesa, ou sobre uma base fixa), será necessário alterar novamente a altura do assento.

O mais frequente é precisar erguer um pouco o assento, o que torna necessário colocar um apoio para os pés (ou aumentá-lo, se você já precisava dele). Utilize listas telefônicas (de espessuras variadas) ou materiais semelhantes e anote a altura do apoio (figura 7.3).

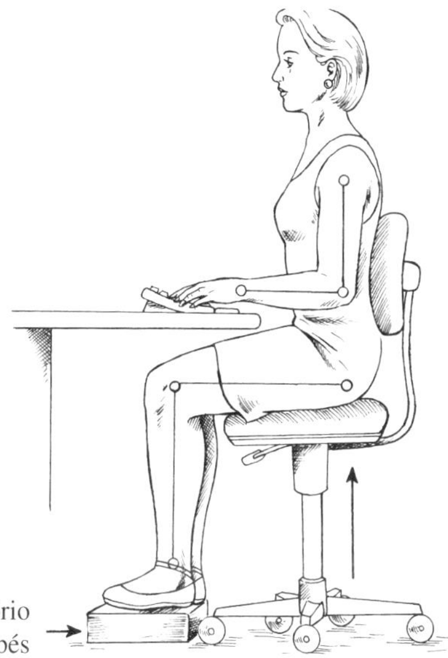

Figura 7.3
Ajustando a altura da cadeira à altura do teclado – caso não seja possível regular a altura da mesa e da base do teclado. Utilize listas telefônicas para que as pernas fiquem em posição confortável.

Pessoas mais altas terão de abaixar a altura do assento, até mesmo para que as pernas entrem sob a base do teclado. Se você for muito alto, os joelhos ficarão bem mais altos que o assento, o que é muito desconfortável para a coluna. O melhor é conseguir uma mesa em que o teclado possa ficar mais alto.

6º PASSO – AJUSTANDO A INCLINAÇÃO DO APOIO LOMBAR

Esse item fica a seu inteiro critério, caso sua cadeira seja reclinável (figura 7.4). Para a maior parte das pessoas, quando se está apenas digitando ou trabalhando com o *mouse*, uma inclinação maior é mais confortável. Quando se escreve, a preferência é geralmente o encosto mais na vertical.

FIGURA 7.4
Incline à vontade o encosto entre 90° e 110°, procurando a posição mais confortável. Mudar de inclinação de vez em quando pode reduzir eventual desconforto.

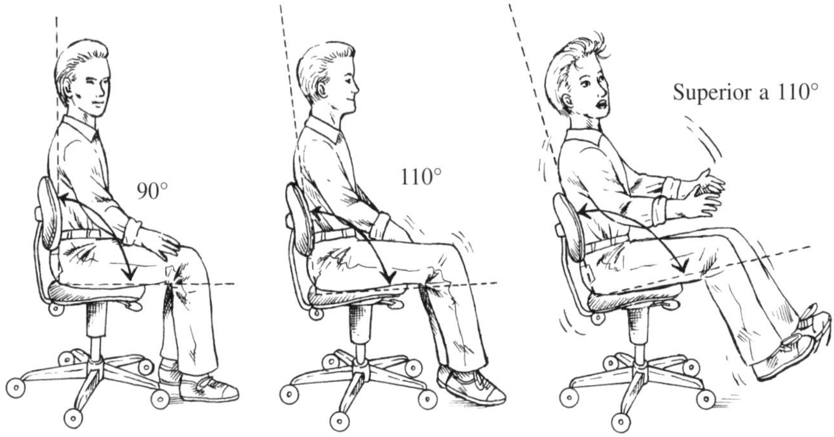

7º PASSO – PROVIDENCIAR UM SUPORTE ADEQUADO PARA OS PÉS

Tendo anotado a altura das listas telefônicas (ou outros objetos) que você usou para apoiar os pés, convém obter um suporte definitivo com essa altura e uma pequena angulação (figura 7.5). Para mais informações sobre suporte para os pés, consulte o capítulo 1.

FIGURA 7.5
Substituindo o apoio provisório por suportes inclinados.

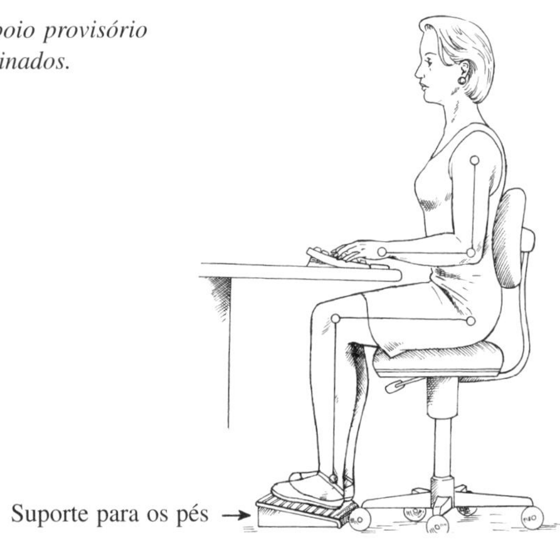

Terceira parte

A VISÃO NO TRABALHO

Capítulo 8

O TRABALHO DOS OLHOS

Quando trabalhamos num microcomputador, geralmente nossos olhos estão ocupados o tempo todo com a leitura de documentos ou da tela. Além dos caracteres (letras, algarismos e sinais), também observamos imagens (ícones, figuras, gráficos, réguas, o movimento da seta na tela, etc.). Conforme o tipo de trabalho, precisamos ainda olhar mais ou menos vezes o teclado.

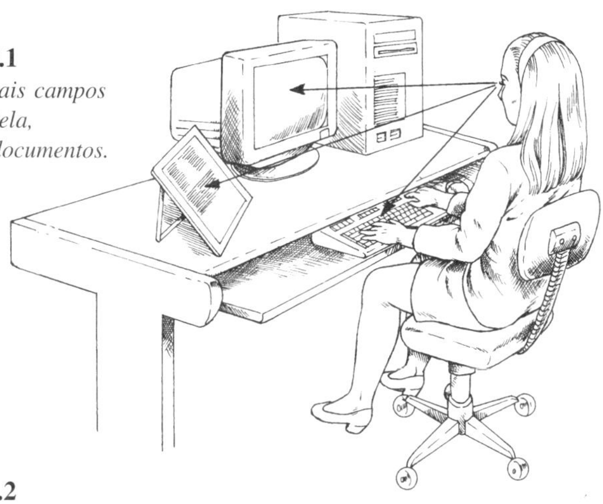

Figura 8.1
Os principais campos da visão: tela, teclado e documentos.

Figura 8.2
Partes aparentes dos olhos.

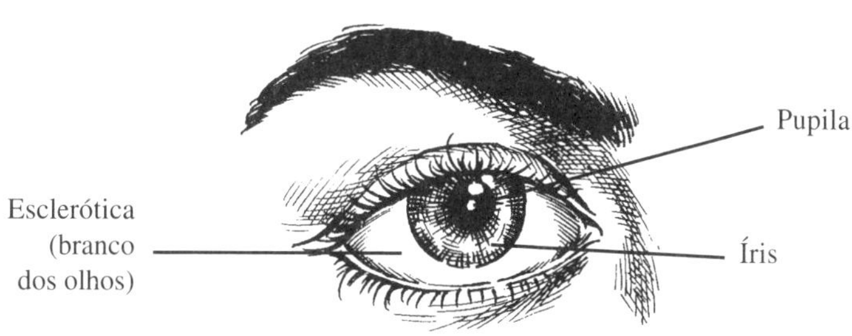

Para que se formem na retina imagens nítidas daquilo que se quer ler ou observar é necessário o trabalho incessante de dezenas de delicados músculos dos olhos, cujas ações são ilustradas nas figuras a seguir.

FIGURA 8.3
Giram os globos oculares para cima, para baixo ou para os lados.

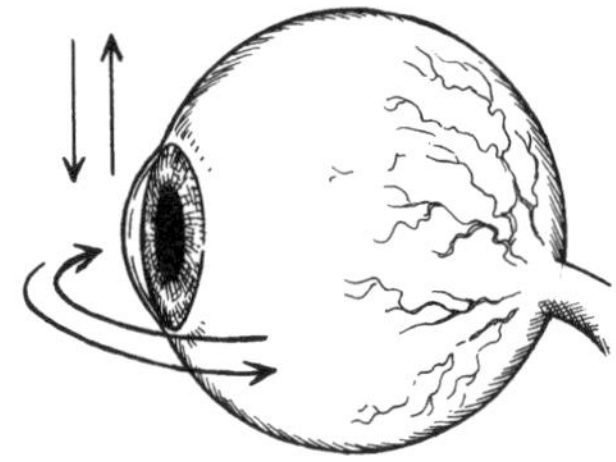

FIGURA 8.4
Aumentam ou diminuem a curvatura do cristalino, ajustando o foco para ver de perto.

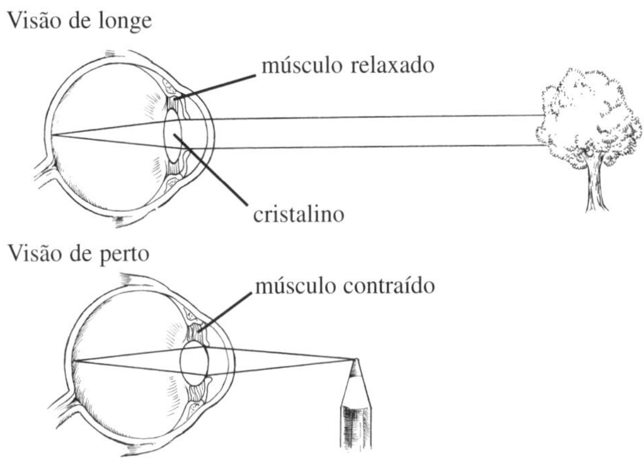

FIGURA 8.5
Regulam a entrada de luz no interior dos globos oculares, fechando ou abrindo as pupilas, conforme o ambiente esteja mais claro ou escuro.

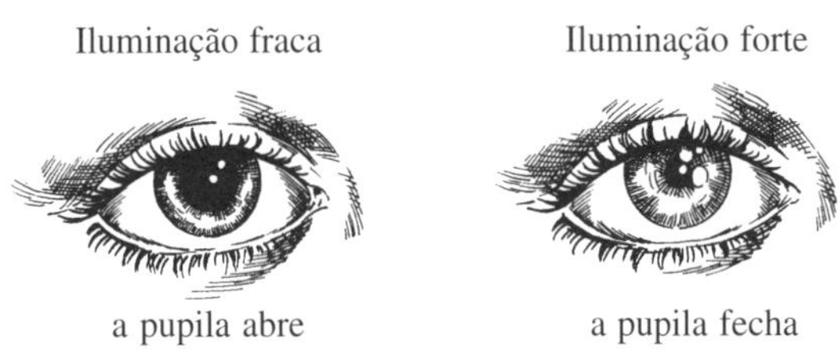

FIGURA 8.6
Viram um pouco os globos oculares em direção ao nariz, quando o objeto está mais próximo.

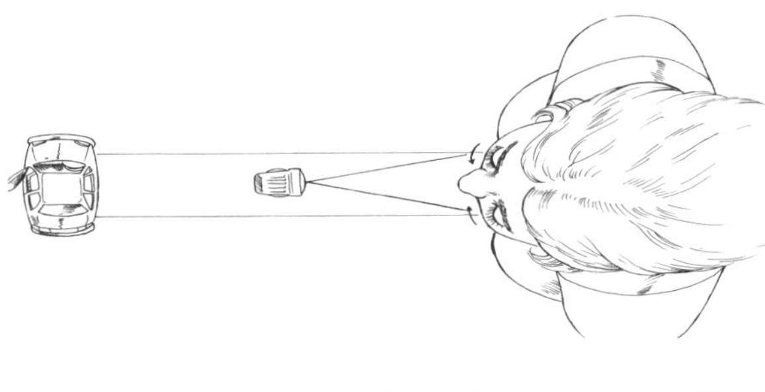

O trabalho desses músculos é imperceptível, como o das máquinas fotográficas inteiramente automáticas.

CONFORTO VISUAL

Habitualmente não sentimos os olhos – como provavelmente você não está sentindo seus olhos durante esta leitura mesmo que pare e preste atenção neles. Chamamos essa ausência de sensações nos olhos de conforto visual.

Quando o trabalho visual exige demasiado esforço dos músculos oculares, aparecem sintomas de desconforto visual – sensações desagradáveis nos olhos e perturbações da visão. Fala-se em fadiga visual quando esses sintomas são mais fortes e persistentes.

A leitura da tela, bem como a de documentos, se faz com a visão de detalhes, à pequena distância dos olhos. Esse tipo de trabalho visual exige considerável esforço dos músculos, muitas vezes de forma contínua. Pessoas que trabalham o tempo todo olhando para a tela e/ou documentos podem apresentar desconforto visual.

Há ainda mais um motivo para se preocupar com o conforto visual nesse tipo de trabalho: más condições de leitura da tela e de documentos podem levar as pessoas a trabalhar em posturas desconfortáveis, ocasionando também dores nas costas e no pescoço.

A dor na nuca geralmente é devida aos esforços dos músculos do pescoço para manter a cabeça inclinada (para baixo ou para cima) ou virada para um lado, em virtude da posição inadequada do monitor e/ou dos documentos. Pequenas inclinações do tronco podem causar dores nas costas, pois, para poder enxergar, as pessoas às vezes trabalham com o corpo inclinado para a frente e outras vezes, sem perceber, inclinam-se para um lado para ler um documento que está afastado, para desviar os olhos de reflexos na tela ou por causa de pequenos ofuscamentos no campo de visão.

FADIGA VISUAL

A maioria dos sintomas aparecem no fim da jornada de trabalho ou depois de várias horas de trabalho. Alguns sintomas podem ocorrer em qualquer momento do dia, ou quase o tempo todo.

Com a fadiga visual cai o rendimento do trabalho, que fica lento e mais sujeito a erros.

Felizmente esses sintomas são reversíveis. Representam um sinal de alerta dos olhos, indicando que estão esgotados pelo trabalho.

Tipos de sintomas

Nos olhos: lacrimejamento, ardência, vermelhidão, coceira, formigamento, piscar muito, olhos pesados.

Alterações da visão: visão borrada ou embaçada, visão dupla, incômodo com a claridade mesmo fora do trabalho (fotofobia).

Sintomas gerais: principalmente dor de cabeça (na testa ou na nuca); enjoo e tontura podem ocorrer, mas são menos frequentes.

Você tem apresentado fadiga visual? Para ajudá-lo a avaliar se você apresenta sintomas de cansaço nos olhos, você encontra no capítulo 13 um questionário de sintomas e também a orientação sobre como proceder caso apresente fadiga visual.

Prevenindo a fadiga visual

Para evitar o trabalho excessivo dos olhos é preciso:

1. Ter "vista boa" – ou corrigida com óculos ou lentes de contato, caso apresente algum defeito como miopia, astigmatismo, etc.
O esforço visual intenso não causa defeitos de visão. Contudo, quem já tinha um defeito leve na visão e nem percebia, começando a trabalhar diante de um monitor de vídeo, vai cansar os olhos mais facilmente. Ou seja, o risco de fadiga visual é maior. Quem usa óculos ou lentes e há muito tempo não passa pelo oftalmologista também é candidato a desconforto visual.

2. Haver condições que facilitem o trabalho dos olhos:

a) Iluminação adequada em quantidade e qualidade.
Quando se fala em iluminação, costuma-se pensar apenas na quantidade de luz, e principalmente na falta de luz. Porém, o excesso de luz também é prejudicial para os olhos. Vários outros defeitos na iluminação também podem perturbar o trabalho dos olhos: ofuscamentos, reflexos na tela e grandes variações de luminosidade no campo de visão (ver capítulo 10).

b) Nitidez dos caracteres e dos detalhes das imagens nos documentos e na tela (ver capítulo 3).

c) Possibilidade de movimentar o monitor e os documentos, colocando-os em posições e distâncias adequadas (confortáveis) para a visão (ver capítulo 2).

3. Poder afastar o olhar do posto de trabalho durante alguns instantes e olhar para longe (além de seis metros) no interior do local de trabalho ou, preferivelmente, através da janela. Olhar para longe relaxa os músculos que trabalham muito.

4. Alguns tipos de trabalho em microcomputadores ou terminais com monitor e teclado exigem esforço intenso e contínuo da visão. Nesses casos, para evitar a fadiga visual, além dos cuidados com as condições de leitura de tela e documentos e com a iluminação ambiental, pode também ser necessário diminuir a "carga" de trabalho dos olhos:
   - introduzindo pausas para descanso;
   - alternando a atividade com outras menos cansativas para os olhos;
   - reduzindo o tempo diário de trabalho no microcomputador.

Capítulo 9

AJUSTANDO A POSIÇÃO DO MONITOR E DOS DOCUMENTOS

Além das recomendações aqui apresentadas, é aconselhável reler os capítulos 1 e 2, em que o arranjo do posto de trabalho é tratado de forma global, levando-se em conta os diferentes tipos de trabalhos que podem ser executados em microcomputadores.

Altura do monitor

Quando se olha pouca coisa para baixo (uns 15°), na direção horizontal, os músculos que giram os olhos para cima e para baixo ficam relaxados. É a chamada direção natural ou normal do olhar (ao abrir os olhos diante de uma parede nua ou paisagem, as pupilas dos olhos espontaneamente ficam nessa posição) . A zona que fica um pouco acima e um pouco abaixo desta linha é denominada zona de conforto da visão (figura 9.1).

FIGURA 9.1
Zona de conforto da visão: nessa posição os músculos que giram os olhos para cima e para baixo ficam relaxados.

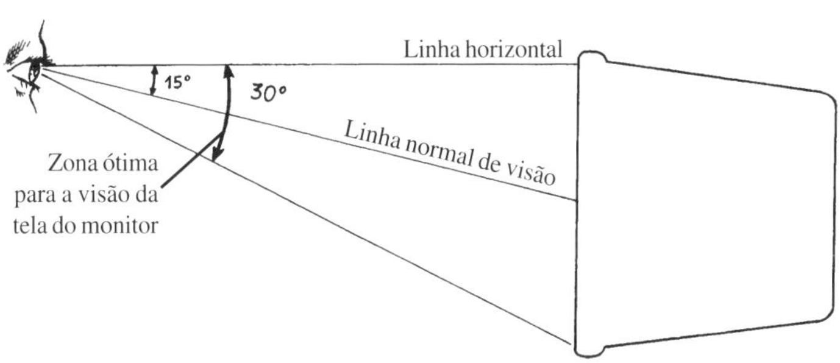

Recomendação:

Quando se está sentado, com a cabeça e o pescoço na vertical, para que a tela fique situada na zona de conforto da visão, a borda superior da tela deve ficar na mesma linha horizontal dos olhos (figura 9.2).

FIGURA 9.2

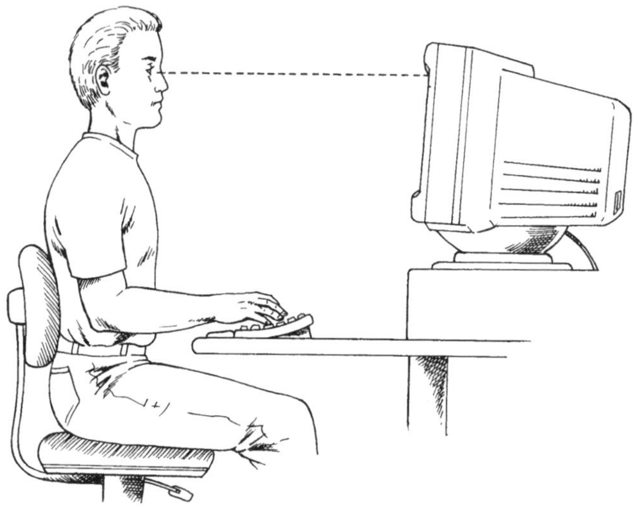

Os olhos procuram trabalhar nessa zona de conforto.

Se o monitor estiver acima da linha horizontal dos olhos, automaticamente sua cabeça inclina-se para cima (posição de gargarejo), pois os músculos que giram os olhos para cima não suportam ficar muito tempo contraídos. Poupam-se os olhos, mas quem sofre as consequências são os músculos da nuca, que ficam doloridos.

O inverso (cabeça inclinada para baixo) ocorre quando o monitor fica muito abaixo da linha horizontal dos olhos, também sobrecarregando a musculatura da nuca. Às vezes, depois de algum tempo de trabalho nessa posição, escorrega-se o corpo um pouco para a frente na cadeira, ficando a cabeça mais baixa, sem saber que um dos motivos dessa postura pode ser a tentativa inconsciente do corpo de aliviar um pouco a tensão da nuca (figura 9.3).

Ajustando a altura do monitor

Geralmente os monitores colocados diretamente sobre a mesa ficam numa posição baixa.

Figura 9.3
Trabalhando com o monitor em posição muito baixa há a tendência a escorregar o corpo para a frente e para baixo na cadeira para aliviar a tensão na nuca e nas costas.

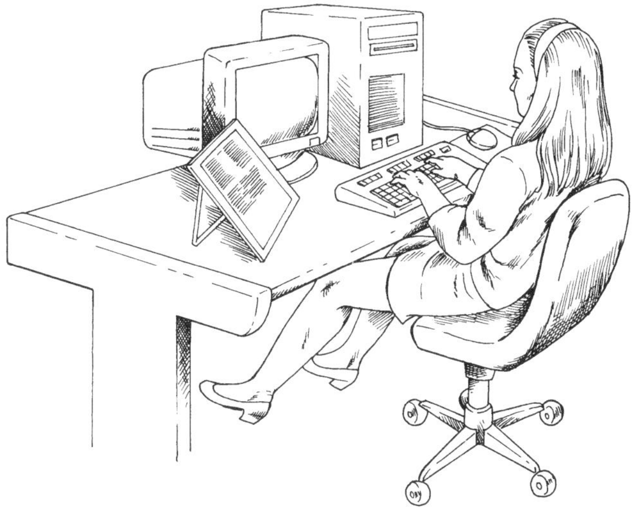

Se for o caso, uma solução simples para elevar o monitor é apoiá-lo sobre uma ou mais listas telefônicas velhas: as espessuras diferentes permitem ajustar a posição.

Verifique se o monitor fica estável. Trabalhe um tempo para sentir se essa posição é confortável, fazendo pequenos ajustes se necessário. Eventualmente essa improvisação pode ser a solução definitiva.

Solução um pouco mais trabalhosa é encontrar ou fazer uma base vazada, de plástico ou madeira, na altura que você necessita (altura das listas), permitindo aproveitar esse espaço.

Quando a CPU é horizontal e não do tipo torre, costuma-se colocar o monitor sobre a CPU, inclusive para economizar espaço. Geralmente o monitor fica em posição muito alta. Deixe somente o monitor sobre a CPU se, por muita coincidência, for a altura exata que lhe convém. Caso contrário, rejeite essa disposição. Verifique se a CPU comporta o peso do monitor e se a base do monitor não está tapando as aberturas de ventilação da CPU.

Existem mesas com mecanismo para regular a altura do tampo ou da plataforma onde fica apoiado o monitor. O monitor também pode ser instalado sobre suportes com braços flexíveis, fixados na mesa, que permitem regulagem de altura e também seu deslocamento para a frente, para trás e para os lados. Contudo, são dispositivos relativamente caros e geralmente desnecessários. São úteis quando diferentes pessoas trabalham sucessivamente no mesmo posto de trabalho (turnos); ou quando não se trabalha continuamente com o monitor e teclado, havendo necessidade do espaço para outros serviços com documentos (o caso, por exemplo, de analistas e programadores de sistema).

Distância do monitor

Pessoas com visão normal, sentadas, lendo um livro, o colocam a cerca de 35 cm dos olhos, distância que tem muito a ver com o conforto dos braços e o tamanho das letras impressas. Já diante de um monitor de vídeo essa distância é muito cansativa.

FIGURA 9.4
A distância confortável olho–tela é de 60 a 70 cm, o que equivale, aproximadamente, ao comprimento do braço. A distância mínima aconselhável é de 50 cm, mas pode ficar acima de 70 cm, desde que seja possível enxergar nitidamente as letras e os detalhes das imagens.

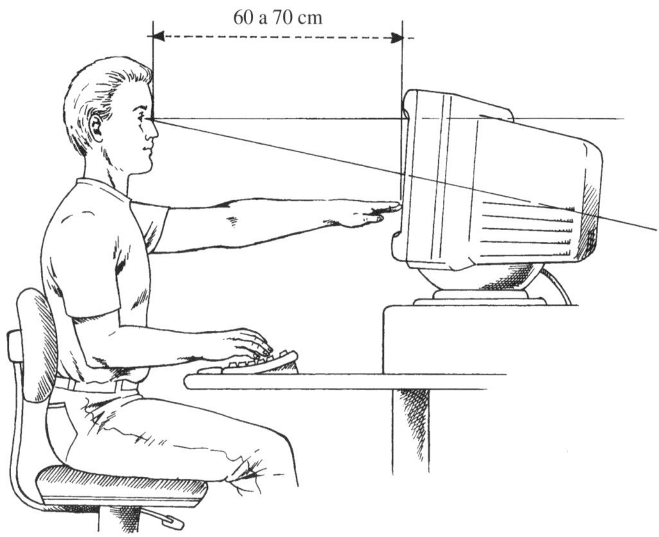

É desaconselhável colocar o monitor a menos de 50 cm dos olhos (porque aumenta o esforço de convergência dos olhos), ou a mais de 80 cm (porque aumenta o esforço para reconhecer os caracteres).

O controle de *zoom* (para texto, planilhas e imagens), a exibição em tela inteira em grande número de aplicativos e monitores maiores (15 ou mais polegadas) aumentam o tamanho de caracteres e imagens, podendo a tela ficar até 80 cm de distância dos olhos.

Ao trabalhar com o monitor nessa distância, ganha-se ainda um espaço na parte da frente da mesa, geralmente muito útil por estar numa zona de bom alcance das mãos e para leitura de documentos (figura 9.5).

Lembrete

Para poder recuar o monitor (afastá-lo dos olhos) é preciso que a mesa tenha boa profundidade. E também poder deslocar o monitor sobre a mesa.

Figura 9.5
Trabalhando com o monitor recuado (70 a 80 cm) libera-se, entre o teclado e o monitor, um bom espaço que pode ser utilizado para suporte de documentos, para escrever (deslocando o teclado), etc.

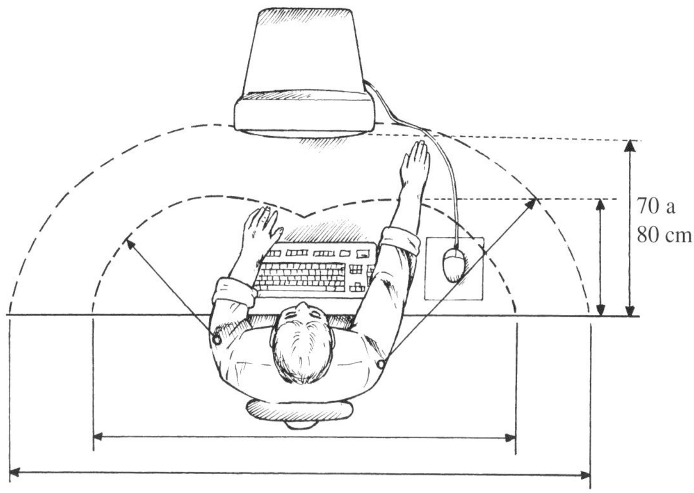

Inclinação da tela

Geralmente os monitores podem ser inclinados um pouco para trás (uns 15°) e menos para a frente (uns 5°).

A posição da tela mais favorável para a leitura é perpendicular à linha natural do olhar (90°), o que corresponde à inclinação de 15° como mostra a figura 9.6. Contudo, você pode diminuir essa inclinação caso isso ajude a eliminar reflexos na tela.

Figura 9.6
A tela pode ser inclinada até 15° para trás (posição mais adequada para leitura). Pode ficar na vertical ou mesmo ligeiramente inclinada para a frente se isso ajudar a diminuir reflexos na tela.

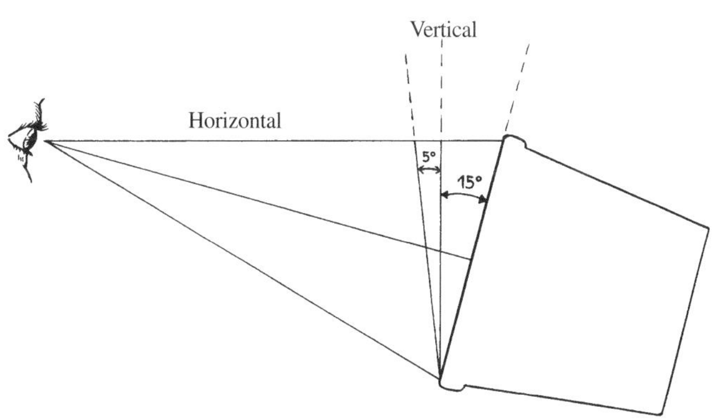

Posição do monitor sobre a mesa

Se você trabalha a maior parte do tempo olhando apenas a tela, ou divide o olhar entre a tela e os documentos, a posição mais favorável para o monitor é bem à sua frente.

Se você olha pouco a tela e olha muito mais os documentos, o monitor pode ser deslocado para a direita ou para a esquerda, utilizando-se o espaço à sua frente para apoiar documentos (ver capítulo 2).

Posição dos documentos

Não existe uma posição ideal que atenda aos diferentes tipos e usos de documentos quando se trabalha em microcomputadores.

Ao comprar um suporte para documentos pense duas vezes e, de preferência, experimente trabalhar com ele antes de adquiri-lo.

A posição mais adequada para a leitura de documentos é, em princípio, a mesma recomendada para a tela:

- a borda superior do documento na altura dos olhos;
- posição do documento perpendicular à linha do olhar (vertical ou ligeiramente inclinado).

Essa posição do documento é especialmente útil quando se copia um texto digitando-o ou quando se consulta demoradamente um documento (listas, tabelas, etc.). Pode ser obtida com suporte para documento fixado na mesa e dotado de braços flexíveis que permitem ajustar sua posição (figura 9.7).

O suporte fixo, preso ao lado do monitor, tem a desvantagem de não permitir ajustes de posição (para a frente/para trás), mas é útil. Existem modelos de suporte com régua horizontal móvel que serve de guia para a leitura.

Esse suporte é também recomendável para quem executa trabalhos variados e às vezes transcreve dados de folhas avulsas.

É preciso verificar se o documento é compatível com esse tipo de suporte, que não comporta documentos volumosos, como livros, catálogos, autos de processos, etc.

Quando o tipo de trabalho obriga o olhar a saltar muito entre o documento e a tela, é aconselhável que o documento fique próximo da tela, o que reduz os movimentos da cabeça.

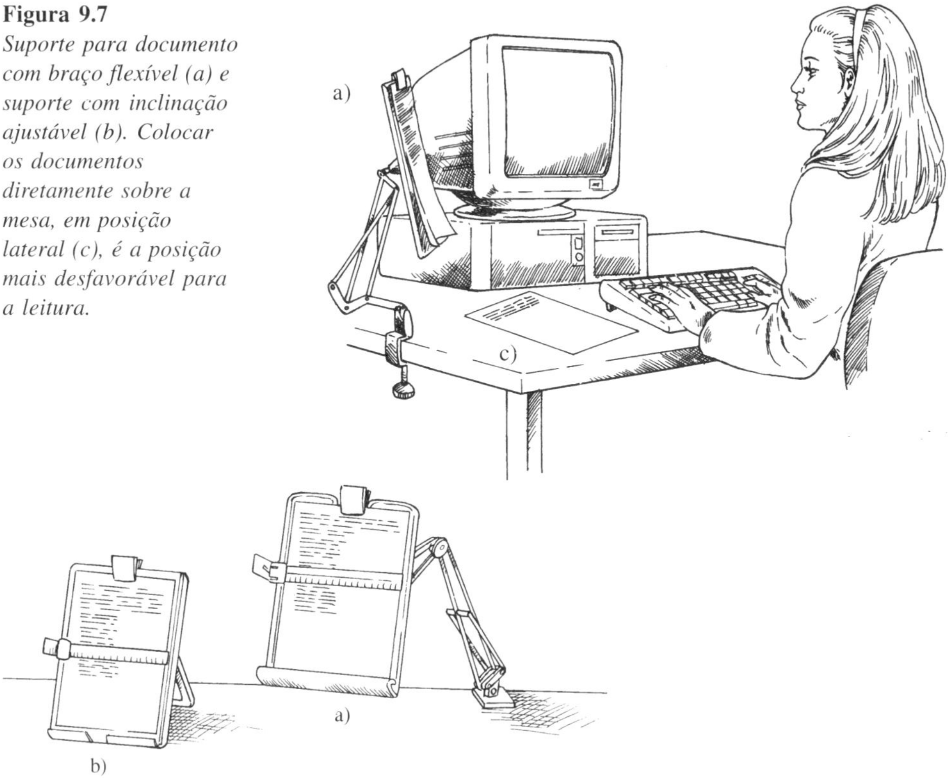

Figura 9.7
Suporte para documento com braço flexível (a) e suporte com inclinação ajustável (b). Colocar os documentos diretamente sobre a mesa, em posição lateral (c), é a posição mais desfavorável para a leitura.

Ao se ler textos em diferentes distâncias (um mais perto, outro mais longe), há um esforço dos olhos para mudar o foco da visão, o que também cansa a vista. Por isso é aconselhável que os documentos fiquem a uma distância aproximada entre 60 e 70 cm em relação à tela.

Contudo, quanto menores ou menos nítidos forem os caracteres, mais próximo dos olhos será necessário colocar o documento para poder lê-lo. É o caso de caracteres pequenos ou compactados, cópias-carbono, textos escritos à mão, etc. O suporte com braços flexíveis permite esse ajuste de distância.

Lembrete
A iluminação adequada dos documentos é importante: luz insuficiente obriga a trazer os documentos para mais perto dos olhos.

Atenção, porém: em grande parte das situações de trabalho esse tipo de suporte para que os documentos fiquem ao lado do monitor é impraticável, por várias razões:

- dá trabalho colocar, prender e retirar cada documento quando se manuseia muitos documentos, deles retirando apenas alguns dados;

- inviabiliza o suporte de documentos volumosos;
- dificulta ou impossibilita fazer anotações nos documentos.

A posição mais desfavorável para a leitura é com o documento deitado sobre a mesa (figura 9.7 c), pois:

- os caracteres ficam achatados: diminui sua altura pelo efeito da inclinação;
- aumentam muito os reflexos das luminárias sobre o papel;
- inclina-se a cabeça para baixo para poder ler.

Consequência: são frequentes os movimentos esticando o pescoço e o tronco para a frente para "ir ver a folha e voltar".

Por isso, quando não é viável o uso de suporte ao lado do monitor, uma posição menos desfavorável é colocar documentos que estão sendo lidos sobre suportes inclinados (planos inclinados) apoiados sobre a mesa, ao lado do monitor ou entre o teclado e o monitor. São melhores os suportes que permitem variar sua inclinação (figura 9.7).

Na prática, é preciso pesquisar a melhor disposição para colocar um determinado documento, considerando:

- o tipo de documento: folhas avulsas, folhas pequenas, poucas folhas grampeadas ou documentos encadernados mais volumosos;
- o tipo de manuseio ou uso: se cada folha é lida à medida que se vai digitando o texto, ou, ao contrário, transcreve-se apenas alguns dados de uma folha passando logo para outra; se os documentos servem apenas para consulta; e se há necessidade de fazer anotações nos documentos que estão sendo processados;
- a facilidade de leitura (tamanho e nitidez dos caracteres).

Ao decidir onde vai colocar os documentos que precisa ler no trabalho diante do monitor, procure seguir estas regras:

- se for colocar os documentos em suportes apoiados sobre a mesa, prefira os que têm uma inclinação de 45° a 60°;
- a distância dos olhos ao documento deve ter aproximadamente a mesma da distância olho–tela;
- quando for necessário alternar muito o olhar entre a tela e o documento, procure colocar o documento o mais próximo possível da tela;
- disponha os documentos de modo que não seja necessário movimentar muito a cabeça e para que ela não fique inclinada (nem para cima nem para baixo).

QUEM USA ÓCULOS OU LENTES DE CONTATO

Pessoas que trabalham continuamente em microcomputadores e apresentam defeito de visão, como miopia, hipermetropia, astigmatismo, devem consultar um oftalmologista pelo menos uma vez por ano. Corrigido o defeito com lentes, valem as regras já explicadas neste capítulo.

Caso particular é a "vista curta" pela idade (a partir dos 40 anos) tornando difícil a leitura ou visão de detalhes a pequena distância, com necessidade de uso de óculos para perto. Esse defeito de visão é causado pela diminuição progressiva da flexibilidade do cristalino (a lente do olho) com a idade, o que é muito variável de uma pessoa para outra. No começo é quase imperceptível e com o tempo a tendência é aumentar.

Os óculos de leitura tradicionais para "vista curta" são os de lentes pequenas, colocados um pouco mais abaixo sobre o nariz, para ler e poder olhar por cima das lentes para objetos mais distantes. Esse tipo de óculos é desfavorável para o trabalho em monitores por dois motivos:

- tem o foco (distância em que a leitura fica nítida) entre 30 e 40 cm, o que é conveniente para a leitura de um livro ou enfiar linha na agulha, mas inadequado para o trabalho diante de um terminal de vídeo;
- o tamanho pequeno das lentes leva quem o usa a inclinar a cabeça para trás (posição de gargarejo) para poder ler a tela (figura 9.8).

FIGURA 9.8
Para ler a tela usando óculos para perto (a) ou bifocais (b) é preciso inclinar um pouco a cabeça para cima.

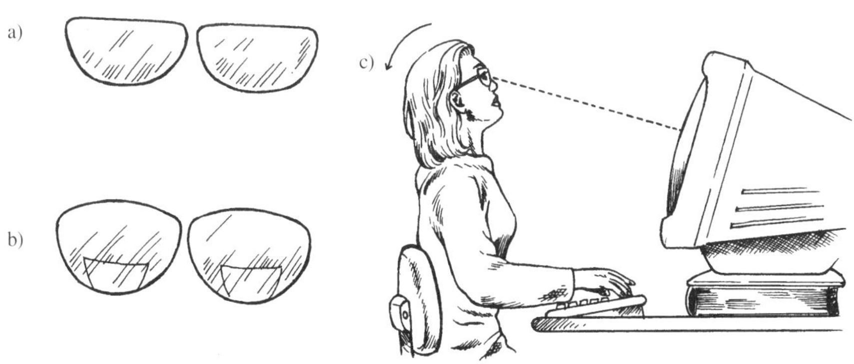

Quando a pessoa apresenta ao mesmo tempo um defeito de visão para perto e outro para longe, são muito utilizados óculos bifocais (figura 9.8). Esse tipo de óculos é ainda mais desfavorável do que o de lentes pequenas para "vista curta" porque a parte central e superior tem foco para longe, não permitindo a leitura da tela. Para ler a tela é preciso utilizar a parte inferior da lente (com foco para perto), o que provoca inclinação da cabeça para trás e dor na nuca.

São preferíveis nesses casos óculos multifocais. Os óculos multifocais têm uma gradação de focos entre perto (30 a 40 cm) e longe, permitindo acomodar a visão para distâncias intermediárias. Colocando a tela do monitor a cerca de 80 cm dos olhos, trabalha-se com uma distância focal que já fica mais próxima do centro da lente, evitando a inclinação da cabeça para trás. Mesmo para quem tem apenas "vista curta" (com visão para longe normal), os óculos multifocais são mais confortáveis que os bifocais.

As lentes multifocais são bem mais caras que as bifocais ou que as dos óculos para perto. O tratamento antirreflexo das lentes – que diminui o ofuscamento por reflexos de luzes ou brilhos nas lentes – também encarece significativamente o óculos. São, contudo, custos a serem ponderados, pois o ganho de conforto visual é significativo.

Para pessoas com mais de 40 anos é importante contar com mesa suficientemente profunda para poder recuar o monitor e poder trabalhar com a tela a uma distância de 70 a 80 cm dos olhos.

Na questão dos óculos também o importante é estar atento para sintomas de desconforto visual e dores na nuca, descobrir o tipo de óculos mais confortável para utilizar no seu trabalho, pesquisar a melhor posição do monitor e, sobretudo, ouvir seu oftalmologista a respeito do tipo de óculos.

Capítulo 10

ILUMINAÇÃO

Nos primeiros tópicos deste capítulo explica-se como os defeitos de iluminação dificultam o trabalho dos olhos. No último tópico são apresentadas sugestões para corrigir os defeitos e tornar a iluminação adequada ao trabalho que você realiza.

QUANTIDADE DE LUZ

Para identificar facilmente os caracteres e detalhes de imagens nos documentos, os olhos necessitam de luz na dose certa: a falta de luz cansa os olhos, mas o excesso também é prejudicial, por causa da reflexão da luz (brilho) sobre as folhas brancas, o que atrapalha a leitura.

No trabalho em microcomputador necessita-se de menor quantidade de luz do que num escritório tradicional. A luz é necessária para a leitura de documentos mas pode atrapalhar bastante a leitura da tela.

Quais são as fontes de luz no seu local de trabalho?

Você pode modificar sua intensidade?

A tela do monitor tem uma luz própria. Girando o botão contraste torna-se o fundo mais claro ou mais escuro. Se você estiver trabalhando na tela com um texto sobre fundo branco, ao aumentar o contraste é como se estivesse aumentando a luz sobre o documento: assim você pode selecionar a intensidade que lhe convém. É útil tentar variar também a quantidade de luz sobre os documentos (papéis) que você está lendo, procurando a intensidade que lhe é mais confortável.

A quantidade adequada de luz é simplesmente a que você sente como mais confortável para trabalhar. Varia de pessoa para pessoa (diferentes sensibilidades à luz) e também com a idade: pessoas com mais de 40 anos precisam de 15 a 20% a mais de luz; depois dos 50 anos, cerca de 50%.

Quanto menores e mais apagados forem os caracteres e quanto mais compacto for o texto (menor espaçamento entre os caracteres e entre as linhas), mais falta fará a luz nos documentos.

Evite a formação de sombras sobre os documentos que você está lendo.

Limpar a tela para remover poeira e gordura pode parecer detalhe, mas, como nos óculos, também atrapalha um pouco a visão.

OFUSCAMENTO

É a perturbação da visão provocada por uma luz forte diretamente sobre os olhos, como o sol ou um farol alto quando se dirige um automóvel. Ofuscamentos costumam levar a franzir um pouco a testa, abaixando as pestanas.

Ofuscamentos são muito frequentes nos locais de trabalho, podendo ser causados:

- pelo sol ou claridade forte da luz do dia através das janelas;
- por luminárias ou lâmpadas nuas;
- por reflexos sobre superfícies claras, brilhantes ou espelhadas (vidro, aço polido, superfícies envernizadas) de paredes, tampos de mesa, móveis e mesmo no piso.

Se o ofuscamento é muito intenso, fica impossível trabalhar, obrigando corrigir a situação de alguma forma. O problema é aquele ofuscamento que incomoda mas não é tão intenso e a pessoa acaba se "acostumando". Pode até ser um ofuscamento pequeno do qual você nunca se deu conta.

Quando se está trabalhando num microcomputador, qualquer ofuscamento, mesmo os pequenos, perturba o trabalho dos olhos: é importante eliminá-los (figuras 10.1 e 10.2).

Pessoas com mais idade são mais perturbadas pelo ofuscamento que as mais jovens.

Figura 10.1
Avaliando o ofuscamento: coloque uma pasta de cartolina ou prancheta diante dos olhos, de forma a esconder a luminária ou outra fonte de luz. Se isso melhora a visão dos objetos no lado oposto, é sinal de ofuscamento a ser corrigido.

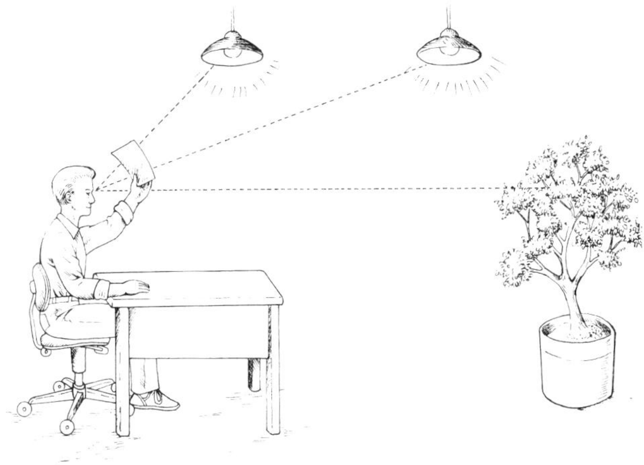

Figura 10.2
O ofuscamento depende da altura da luminária – quanto mais alta, menos ofusca: (a) ofusca mais que (b). Locais de trabalho com o pé-direito mais baixo favorecem o ofuscamento. Luminárias mais distantes (c) ofuscam mais que as próximas (d). Locais mais amplos, com muitas luminárias, favorecem o ofuscamento.

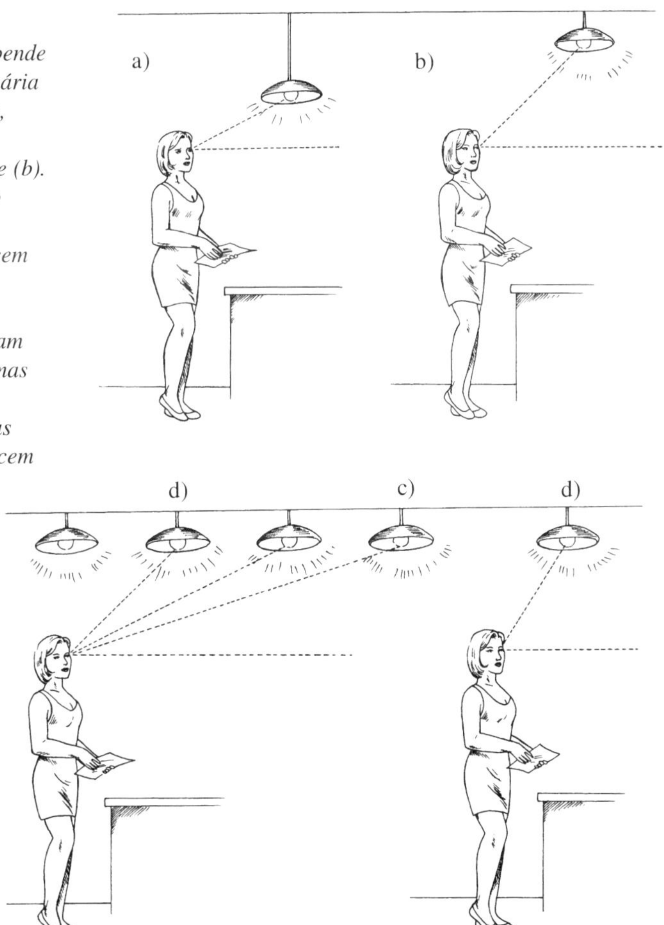

VARIAÇÕES DE LUMINOSIDADE

Diferença de luminosidade entre a tela e o documento

A tela do monitor possui uma luminosidade própria que você pode regular – aumentando ou diminuindo – no botão brilho. Da mesma forma os diferentes objetos, incluindo documentos, apresentam maior luminosidade (brilho), conforme a luz que incide sobre eles.

Para observar detalhes, os olhos precisam adaptar-se à luminosidade do objeto observado, regulando a entrada de luz pela abertura da pupila: quanto maior a luminosidade do objeto, mais fechada precisa ficar a pupila. Essa regulagem automática da abertura da pupila é denominada *reflexo de acomodação à luz* (ver capítulo 15).

Muitos trabalhos necessitam que se alterne o olhar seguidamente entre o documento e a tela. Se houver diferença muito grande de luminosidade entre a tela e o documento, cada mudança do olhar exige esforço de adaptação do olho, o que se torna cansativo.

Você pode experimentar, variando a luminosidade da tela no botão brilho de forma a equilibrá-la com a luminosidade dos documentos. Verifique também se não há excesso ou falta de luz sobre os documentos.

Perturbação da visão por superfícies muito luminosas

Ao olhar para um objeto você pode perceber outras coisas ao redor, embora não veja detalhes. Nas áreas extremas só percebemos coisas que se movimentam. Esse espaço amplo (de 180° lateralmente e um pouco menor para cima e para baixo) é chamado campo de visão (figura 10.3).

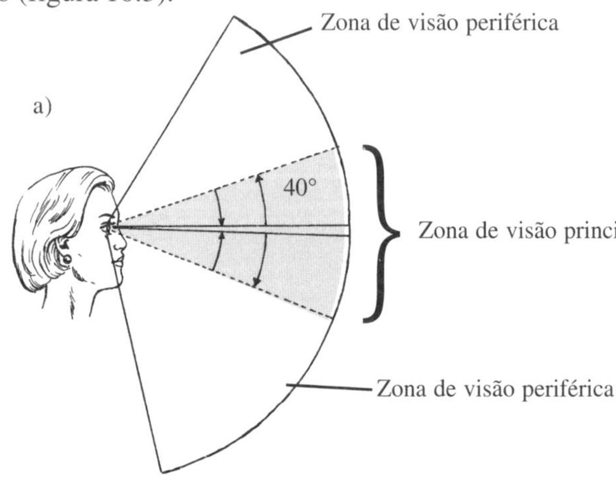

FIGURA 10.3
Amplitude do campo de visão: para cima e para baixo (a) e para os lados (b).

b)

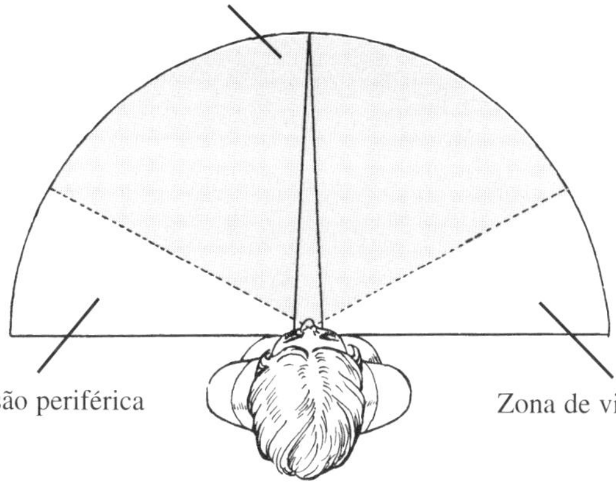

Quando se está lendo caracteres ou observando imagens, grandes diferenças de luminosidade no campo da visão (áreas muito luminosas ao lado de outras muito escuras) também estorvam o trabalho dos olhos.

Conforme a claridade do dia, as janelas apresentam maior ou menor luminosidade, que pode ser regulada por cortina ou persiana. Porém, uma cortina clara ou fina pode ainda ficar muito luminosa num dia muito ensolarado.

As paredes, o piso, o tampo da mesa, conforme a quantidade de luz que recebem, a cor e o tipo de superfície também possuem maior ou menor luminosidade. Ou seja, podem ficar mais iluminadas e brilhantes ou mais sombrias. As superfícies brancas ou com tonalidades claras são mais luminosas. As superfícies brilhantes ou reflexivas também são mais luminosas do que as foscas. Quando se formam sombras em algumas partes, a luminosidade é baixa nessas áreas.

Diferenças muito grandes de luminosidade entre diferentes objetos e superfícies que estão dentro do seu campo de visão criam um efeito desfavorável para a leitura, semelhante ao do ofuscamento. Por esse motivo deve-se evitar:

- trabalhar de frente para janelas ou para paredes com muita luminosidade;
- que a claridade forte da janela ilumine diretamente os documentos que se está lendo;
- que o piso, a superfície da mesa e os móveis próximos sejam de cores muito escuras ou muito claras;
- se for preciso usar um foco de luz para o documento, cuide para que seja suave, não cause ofuscamentos, reflexos na tela, nem grandes contrastes de luminosidade.

Lembrete

Os decoradores geralmente gostam muito de contrastes fortes no ambiente visual. Pode ser bonito e agradável para quem está apreciando o "visual", mas é desfavorável para quem está trabalhando diante de uma tela de vídeo.

REFLEXOS NA TELA

Objetos luminosos refletidos na tela dificultam a leitura de caracteres ou detalhes de imagens, exigindo maior esforço dos olhos. As imagens refletidas podem até impedir a leitura de certas partes da tela, fazendo com que, sem perceber, incline um pouco a cabeça e o tronco em busca de um ângulo que permita escapar do reflexo.

Eliminar reflexo na tela é importante para o conforto visual e, em alguns casos, para evitar posturas inclinadas.

As luminárias e as janelas são as principais causas de reflexos na tela. Eventualmente outros objetos ou superfícies brilhantes podem refletir-se na tela. A forma curva da tela facilita a captação de reflexos.

Em geral é simples identificar o que está causando reflexos na tela, mesmo com o monitor funcionando. Desligando-o percebe-se mais facilmente. Se houver dificuldade, pode-se utilizar um pequeno espelho, colocando-o sobre a tela no lugar onde ocorre o reflexo.

Às vezes pode-se eliminar pequenos reflexos das luminárias variando a inclinação do monitor. A colocação de cortina ou persiana na janela e a modificação do tipo ou posição das luminárias também podem resolver o problema. Contudo, muitas vezes é necessário mudar a posição da mesa de trabalho com relação às janelas e luminárias.

Os protetores de tela antirreflexos têm a grande desvantagem de reduzir o contraste entre o fundo e os caracteres ou imagens, dificultando sua visualização: é como se você colocasse o botão de contraste no mínimo. Se houver janelas com claridade ou superfícies com muita luminosidade, o protetor de tela vai acentuar o desequilíbrio de luminosidades no campo visual, o que também é desfavorável para o trabalho dos olhos.

Por isso, o protetor antirreflexo deve ser o último recurso: use-o apenas se você não puder eliminar os reflexos mudando a iluminação ou a posição da mesa, mas considere-o uma solução precária e provisória.

Melhorando a iluminação

1. Procure aproveitar a luz natural proveniente das janelas. Para isso é importante poder controlar a claridade, de preferência por meio de persianas (lâminas horizontais ou verticais).

No caso de persianas de lâminas horizontais, evite pinturas brilhantes e cores muito claras ou muito escuras.

Cortinas ou panôs não permitem a mesma gradação de claridade e correm o risco de se tornarem muito luminosos quando o sol incide diretamente sobre eles.

2. O monitor deve ficar numa posição tal que quem está olhando para a tela não receba luz direta nos olhos, da janela ou das luminárias. Para colocá-lo nessa posição é importante que possa ser deslocado sobre a mesa. E, se necessário, também ser possível mudar a mesa de lugar.

A melhor posição da mesa é perpendicular à janela, trabalhando-se de lado para a janela (figura 10.4). Quando se trabalha de frente para a janela, a claridade do dia causa ofuscamento. De costas para a janela, a claridade pode provocar reflexos na tela e sombras nos documentos.

Figura 10.4

Janelas e posição da mesa: a e b – posição desfavoráveis da mesa, tornando necessário controlar a luz das janelas, com cortinas e persianas, o que impede o bom aproveitamento da luz natural.

a) A luz da janela está dentro do campo de visão e causa reflexos na tela.

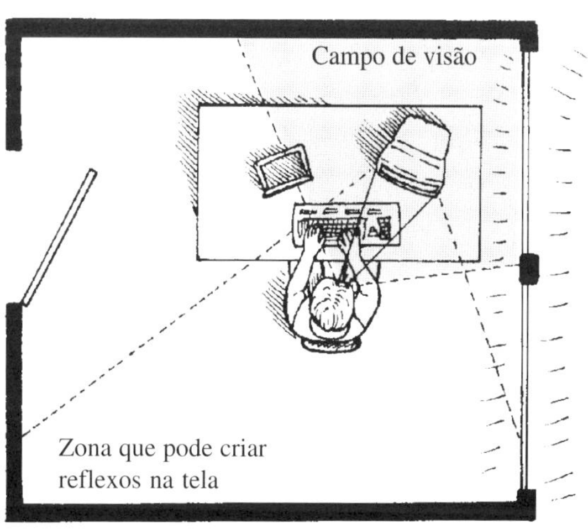

b) A janela não está no campo de visão, mas a luz incide sobre os documentos e causa reflexo na tela.

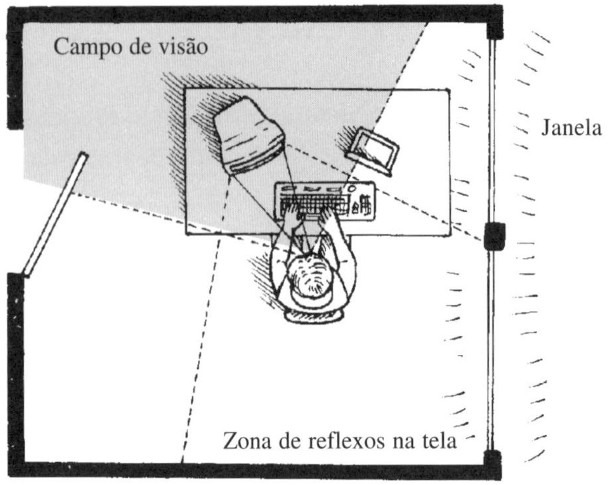

c) Disposição ideal para aproveitar a luz natural: a janela não está no campo de visão nem causa reflexos na tela, e a luz da janela não incide sobre os documentos.

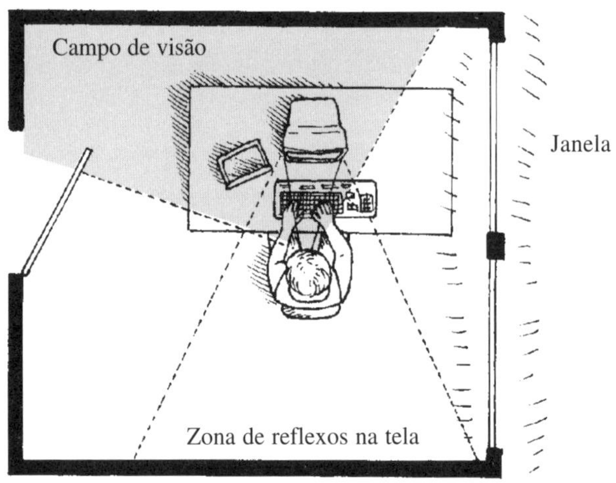

3. Com relação à janela é preciso evitar:

- que a claridade da janela fique dentro do seu campo de visão, causando ofuscamento;
- luminosidade excessiva sobre os documentos e a parte da mesa onde estão. Para isso é necessário que os documentos que você lê fiquem do lado oposto à janela com relação ao monitor: se você prefere trabalhar com os documentos à sua esquerda (o mais frequente), a janela deve ficar à sua direita. Se você se

ajeita melhor com os documentos do lado direito, inverta a posição da mesa, de modo que a janela fique à sua esquerda;

- que a luz da janela provoque reflexos na tela.

Na figura 10.4 são mostradas alternativas de disposição do monitor e dos documentos para evitar esses inconvenientes.

4. As luminárias devem assegurar uma quantidade suficiente de luz sobre os documentos, o que é relativamente simples de se conseguir. Também não é difícil reduzir a iluminação excessiva produzida pelas luminárias, por exemplo, retirando-se alguns tubos quando a luz é fluorescente.

A manutenção das lâmpadas fluorescentes é importante: tubos velhos ou defeituosos produzem cintilação visível (a luz "pisca" ou "treme"), o que perturba a visão.

A dificuldade está em se evitar que as luminárias provoquem ofuscamento e reflexos na tela. Para isso são importantes:

- o tipo de luminária;
- a posição da mesa com relação às luminárias.

5. Para evitar o ofuscamento, as luminárias devem esconder as lâmpadas e ser distribuídas de tal forma que sua luz não incida diretamente nos olhos de quem está trabalhando.

Lâmpadas nuas, mesmo as fluorescentes, e globos com lâmpadas incandescentes são ofuscantes e inadequadas para trabalho em microcomputador (figura 10.5 a e b). Existem várias soluções para ocultá-las (figura 10.5 c a f), como:

- a luz indireta, projetada em direção ao teto, que se difunde sem causar ofuscamento; o inconveniente é que o teto e as paredes precisam ser de cores muito claras para difundir a luz;
- as calhas em formato de caixa, com paredes laterais que podem esconder a lâmpada conforme a localização da pessoa;
- embutimento das luminárias no teto, mais eficiente do que as calhas;
- os difusores prismáticos — tampas translúcidas (foscas ou leitosas) de vidro ou plástico, que tampam por baixo as luminárias;
- os difusores em forma de grades, com lâminas verticais, utilizados para lâmpadas fluorescentes, que as escondem quando são olhadas de lado, mas deixam a luz passar em direção ao piso. Para serem eficientes, as lâminas não devem ser muito espaçadas.

Por permitirem que a luz seja projetada verticalmente, sem obstáculos, as grades de difusão são uma boa solução, desde que as mesas sejam dispostas em posição adequada.

FIGURA 10.5

Diferentes tipos de luminárias:
a) *lâmpada nua (ou globo);*
b) *lâmpada fluorescente nua;*
c) *luz indireta;*
d) *lâmpada fluorescente com calha simples;*
e) *lâmpada fluorescente com difusor prismático (tampa de vidro ou plástico – perfil);*
f) *lâmpada fluorescente com difusores em forma de grade.*

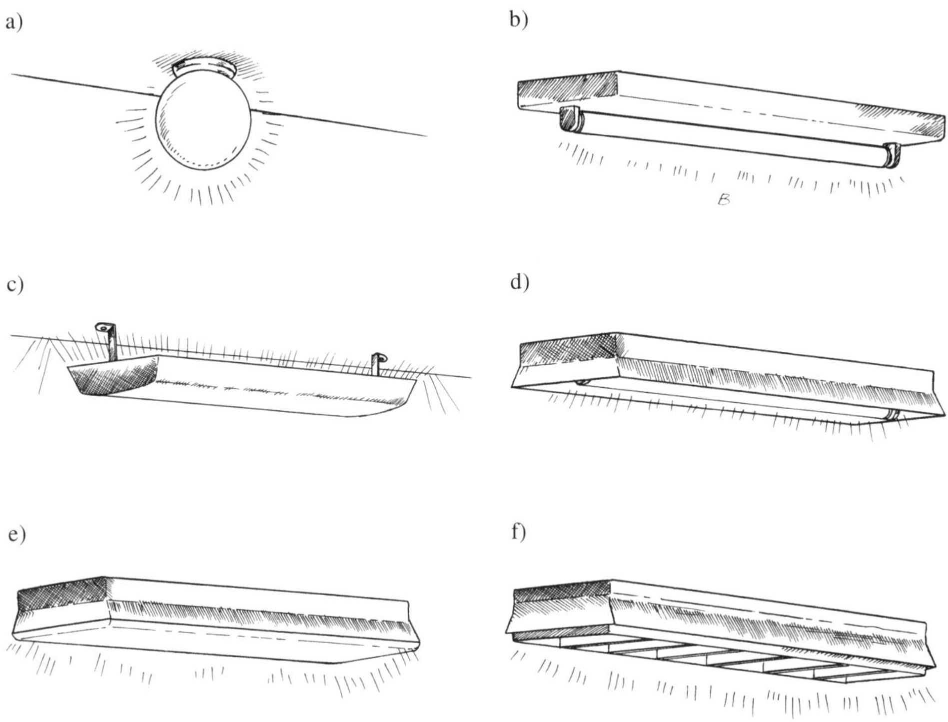

6. Quando há luminárias fluorescentes fixadas ou embutidas no teto, a posição ideal da mesa é ficar ao lado ou entre as luminárias. A luminária situada na frente da mesa pode causar algum ofuscamento e atrás pode causar reflexo na tela e sombras no posto de trabalho. A luminária bem em cima do posto de trabalho pode causar reflexos nos documentos (papéis brancos) e no tampo da mesa, dependendo de sua intensidade (figura 10.6).

FIGURA 10.6
A luminária bem em cima da mesa de trabalho (a) pode causar reflexão da luz sobre o tampo da mesa e documentos, perturbando a visão; atrás da mesa (b), a luminária causa reflexos na tela e, eventualmente, sombras na área de trabalho; na frente da mesa causa ofuscamento.

a)

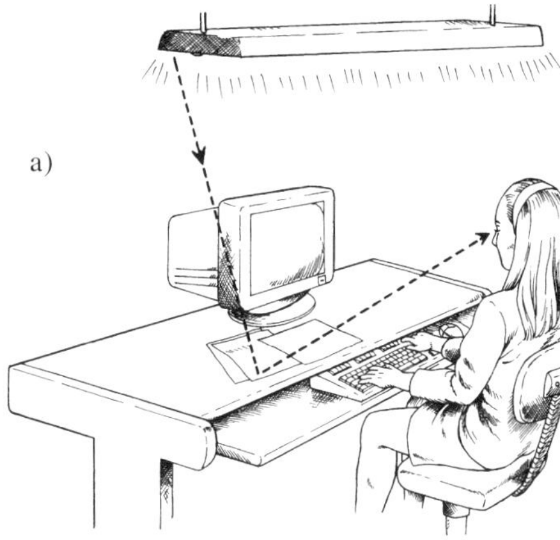

b)

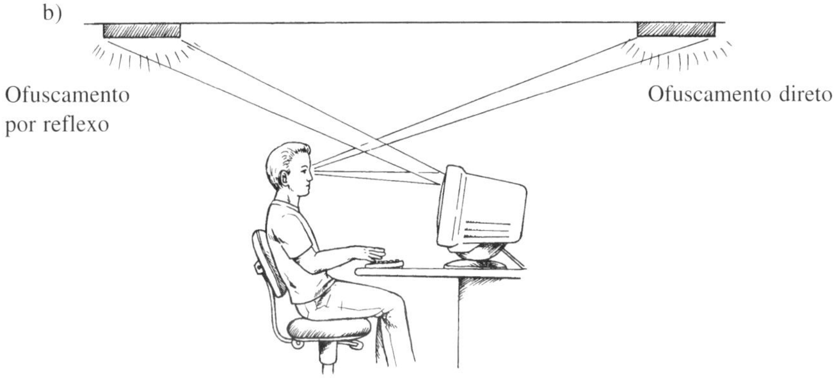

FIGURA 10.7
Disposição adequada das luminárias com relação ao posto de trabalho.

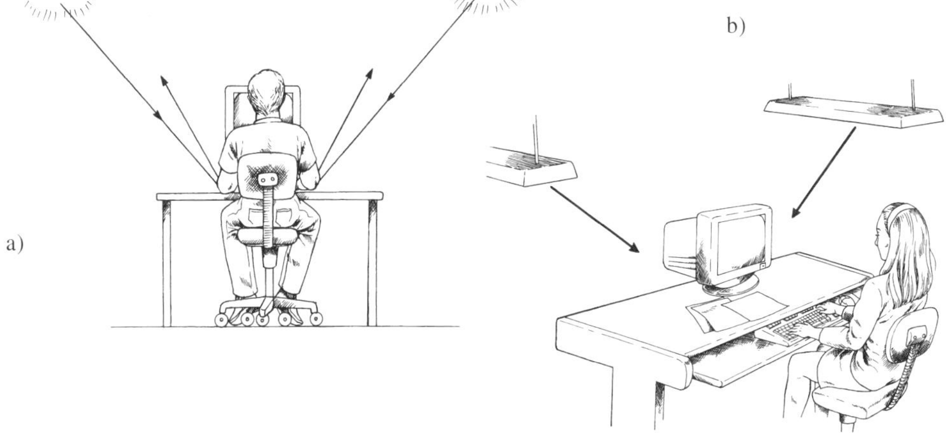

Figura 10.8
Exemplo de disposição adequada das mesas com relação às janelas e às luminárias.

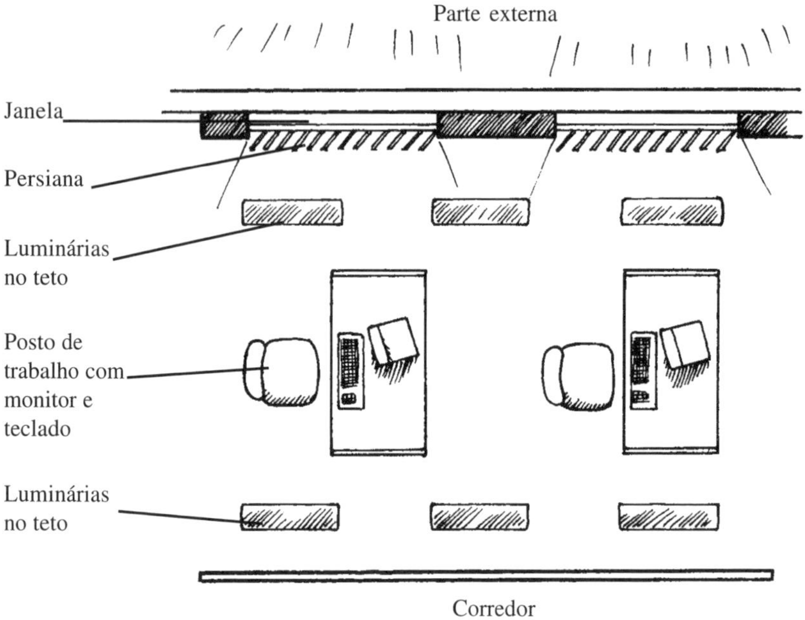

Figura 10.9
Para auxiliar na leitura de documentos, pode ser utilizado foco de luz suave e direcionável, tomando-se cuidado para não criar reflexos na tela nem causar ofuscamento.

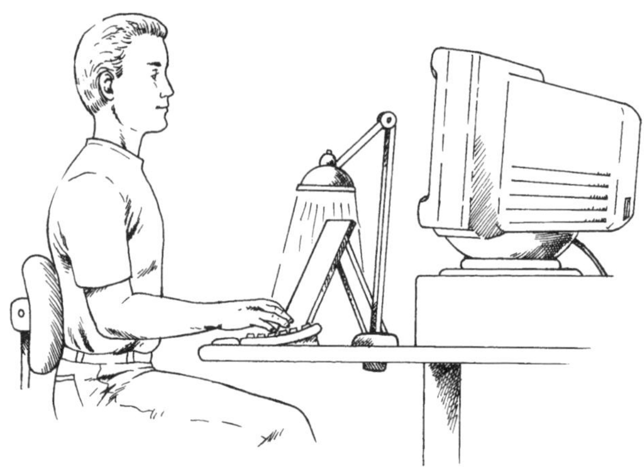

7. Com relação às superfícies do posto de trabalho convém evitar:
   - superfícies brilhantes (reflexivas) como tampos envernizados, placa de vidro sobre a mesa, tampos de fórmica ou pintura brilhantes;
   - branco ou cores muito claras;
   - preto, marrom ou cores muito escuras.

8. É mais fácil melhorar a iluminação quando se trabalha no seu próprio espaço, ou em locais pequenos ou médios, seguindo essas sugestões ou encontrando outras soluções diferentes para os defeitos de iluminação.

Em grandes salas ou escritórios nem sempre é simples modificar as luminárias ou a disposição das mesas. Ao se projetar o arranjo físico (*layout*) dos grandes espaços de trabalho, principalmente a disposição dos postos de trabalho, raramente se leva em conta a iluminação.

A ocorrência de sintomas de desconforto ou fadiga visual entre as pessoas que trabalham num mesmo local torna importantes e urgentes as recomendações aqui apresentadas.

Capítulo 11

CONDIÇÕES DE TRABALHO VISUAL

Depois de ter lido os capítulos 9 e 10, este conjunto de questões será útil para avaliar as condições em que trabalham seus olhos. Trabalhar em condições de conforto visual cansa menos e melhora o rendimento e a qualidade do trabalho. Mas, para quem apresenta sintomas de fadiga visual, a busca de condições mais favoráveis para o trabalho dos olhos é tarefa inadiável.

ROTEIRO PARA AVALIAR SEU POSTO DE TRABALHO

Monitor

1. A que distância de seus olhos fica a tela do monitor quando você trabalha?

[ ] cm

2. É possível deslocar o monitor sobre a mesa, para trás ou para os lados, a fim de procurar a posição de conforto para os olhos?

[ ] sim
[ ] não: O que impede?

3. A borda superior da tela fica aproximadamente na mesma linha horizontal dos olhos?

[ ] sim
[ ] não
[ ] está mais alta
[ ] está mais baixa

4. Em que posição fica o monitor sobre a mesa?

[ ] bem à sua frente?
[ ] à sua direita?
[ ] à sua esquerda?

5. Há necessidade de modificações (melhorias) com relação ao monitor?

[ ] não
[ ] sim: O que pode ser feito?

Documentos

1. Com que tipos de documentos você trabalha?

[ ] folhas avulsas
[ ] folhas pequenas
[ ] fichários
[ ] fascículos ou blocos
[ ] catálogos
[ ] livros
[ ] outros tipos de documentos

2. É possível e prático colocar os documentos em suporte alto, ao lado do monitor?

[ ] sim: Já existe? Você o utiliza?
[ ] não

3. É possível e prático colocar os documentos em suporte inclinado sobre a mesa?

[ ] sim: Já existe? Você o utiliza?
[ ] não

4. É possível colocar os documentos que você lê numa distância dos olhos aproximadamente igual à da tela aos olhos?

[ ] sim
[ ] não

5. Como é a qualidade dos documentos que você utiliza com relação à nitidez e à facilidade de leitura?

[ ] ótima [ ] boa [ ] média [ ] ruim

6. Há necessidade de modificações (melhorias) com relação à leitura dos documentos ?

[ ] não
[ ] sim: O que pode ser feito?

Iluminação

1. Como é a luz sobre os documentos que você lê?

[ ] adequada para a leitura
[ ] insuficiente (fraca): O que pode ser feito?
[ ] excessiva (forte): O que pode ser feito?

2. Trabalhando, você tem a visão ofuscada por lâmpadas, luminárias, claridade da janela ou reflexos de luz sobre superfícies brilhantes?

[ ] não
[ ] sim: O que pode ser feito para evitar o ofuscamento?

3. Quando trabalha, você percebe grande diferença de luminosidade entre a tela e os documentos (tela muito clara e documentos com pouca luz, ou tela escura e documentos com muita luz)?

[ ] não
[ ] sim: Incomoda? O que pode ser feito para corrigir?

4. Há superfícies muito luminosas (brilhantes) no seu campo de visão (paredes, tampos de mesa, janelas, etc.)?

[ ] não
[ ] sim: O que pode ser feito para corrigir?

Reflexos

1. Quando você trabalha, aparecem reflexos na tela?

[ ] não
[ ] sim:
É possível identificar as imagens refletidas?
É possível eliminar os reflexos atuando sobre os objetos que estão refletidos?
É possível eliminar os reflexos mudando a posição da mesa com relação às janelas ou luminárias?
É possível eliminar os reflexos mudando a inclinação do monitor?

2. Há protetor de tela no monitor?

[ ] não
[ ] sim:
Retirando o protetor de tela aparecem reflexos na tela?
É possível eliminar esses reflexos, dispensando o protetor de tela?

Janelas

1. As janelas são dotadas de cortina ou persiana?

[ ] sim [ ] não

2. É possível controlar a luminosidade das janelas?

[ ] sim [ ] não

3. A posição de sua mesa com relação à janela é perpendicular?

[ ] sim
[ ] não: É possível colocá-la nessa posição?

4. Há luz excessiva da janela sobre os documentos que você lê ou sobre a parte da mesa em que ficam os documentos?

[ ] não
[ ] sim: É possível corrigir?

Luminárias

1. Que tipo de lâmpadas são utilizadas no seu local de trabalho (fluorescentes, incandescentes, etc.)?

2. Que tipo de luminárias (dispositivos onde estão instaladas as lâmpadas) são utilizadas?

3. As luminárias ocultam as lâmpadas e distribuem a luz de modo uniforme?

[ ] sim
[ ] não: Causam ofuscamento? O que pode ser feito para evitá-lo?

4. Há foco de luz sobre a mesa, para leitura de documentos?

[ ] não
[ ] sim:
É muito forte?
Causa reflexos na tela ou ofuscamento?
O que pode ser feito para evitá-los?

5. Como está posicionada sua mesa com relação às luminárias? As luminárias causam reflexos na tela, ofuscamento ou produzem sombras?

[ ] não
[ ] sim: O que pode ser feito para evitá-los?

6. No seu trabalho habitual você:

[ ] lê a tela e/ou documentos quase o tempo todo?
[ ] faz também outras atividades que não necessitam de muito esforço dos olhos?

7. Sentado no seu posto de trabalho, existe a possibilidade de olhar longe (pelo menos seis metros), através da janela ou no interior do local de trabalho?

[ ] sim [ ] não

8. Você usa óculos?

[ ] não
[ ] sim:
Para perto?
Para perto e para longe? São bifocais ou multifocais?
São confortáveis para seu trabalho?
Há quanto tempo não consulta o oculista?

Quarta parte

ESCUTE SEU CORPO

Capítulo 12 SINTOMAS CORPORAIS

TESTE DE AVALIAÇÃO

Se você apresenta sensações de desconforto ou dor em certas partes do corpo, este capítulo pode lhe ser útil para:

- avaliar e mapear esses sintomas, utilizando desenho do corpo dividido em áreas e uma escala de graus de intensidade;
- encontrar neste manual os tópicos em que as possíveis causas dos sintomas são analisadas.

Avaliação e mapeamento dos sintomas

Nas figuras da página 119, assinale as partes do corpo em que sente desconforto ou dor, utilizando cruzes (uma a quatro) para indicar a intensidade:

+	para desconforto leve
+ +	para desconforto intenso
+ + +	para dor leve
+ + + +	para dor forte

Sintoma de *desconforto* é a sensação de que uma parte do corpo está pesada, ou inchada, ou tensa (dura, contraída), ou formigando (dormente), ou levemente dolorida; ou outras sensações desagradáveis ou estranhas.

Considere desconforto apenas os sintomas que não o levam a procurar médico nem a utilizar medicamentos.

Indicações para avaliar a intensidade dos sintomas

Desconforto

1. Você precisa fazer alguma coisa para aliviar o sintoma (massagem, compressas, bolsa, passar pomada, exercícios físicos)?

[ ] sim ++
[ ] não +

2. Os sintomas aparecem frequentemente? Duram muito? Chegam a incomodar nos dias em que você não trabalha?

[ ] sim ++
[ ] não +

Dor

1. Você consultou algum médico por causa da dor?
2. Tem tomado medicações mais fortes (anti-inflamatórios)? Tem feito fisioterapia?
3. A dor é frequente? Dura muito? Ocorre mesmo nos dias em que você não trabalha?
4. Às vezes precisa interromper o trabalho?

Se você respondeu *sim* para alguma dessas perguntas, considere *dor forte* (++++).

1. Você usa apenas medicamentos leves (analgésico ou relaxante muscular) e/ou massagem, pomada, compressa?
2. A dor é pouco frequente? Passa logo? Ocorre apenas quando o trabalho aperta muito?

Se você respondeu *sim* a essas questões, considere *dor leve* (+++).

Coloque de uma a quatro cruzes conforme o grau de intensidade:

+	desconforto leve	+++	dor leve
++	desconforto intenso	++++	dor forte

Lado direito

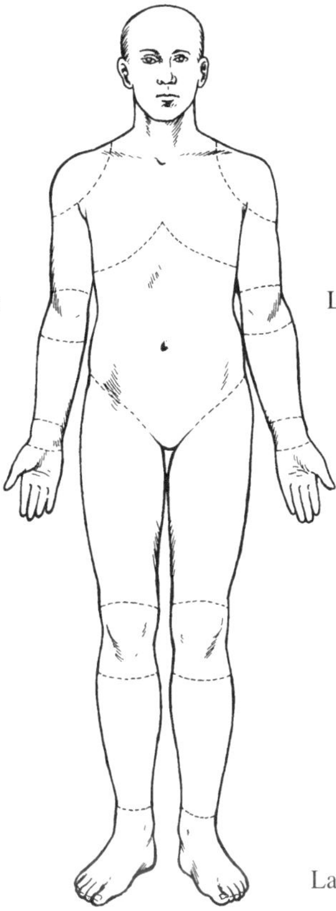

Lado esquerdo

Lado esquerdo

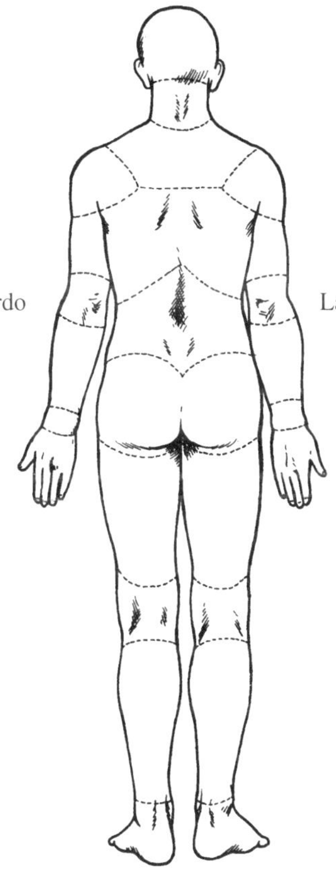

Lado direito

Exemplo: se sente desconforto leve na parte de trás das pernas ("batata da perna"), coloque + nas pernas, na figura de costas.

Avaliação

A finalidade principal do teste é identificar as partes do corpo que apresentam sintomas e sua intensidade.

Sintomas de dor devem ser objeto de preocupação imediata, tanto no sentido de procurar ajuda médica (se ainda não o fez) como de descobrir que condições desfavoráveis do seu posto de trabalho podem estar causando dor (se ainda não sabe).

A ajuda médica é necessária principalmente para verificar se você tem algum distúrbio ou lesão, sem relação com o trabalho, que possa explicar a dor. Ou seja, é uma ajuda diagnóstica.

Na maior parte dos casos, quem precisa ser tratado realmente é o "trabalho", e não o corpo. Evite recorrer a analgésicos, relaxantes musculares e sobretudo a anti-inflamatórios: além de não eliminar as causas do problema, o uso constante desses medicamentos termina por causar distúrbios gástricos, sanguíneos, etc.

Sintomas de desconforto requerem também sua atenção, porque com o tempo podem evoluir para dor.

Se você trabalha com outras pessoas que fazem o mesmo serviço, será útil comparar seu resultado com o dos outros colegas: quando os pontos de desconforto ou dor coincidem, é bem provável que haja alguma coisa errada com o posto de trabalho.

Se você apresenta sintomas de desconforto ou dor:

- na nuca, pescoço e parte alta das costas,
- na parte média das costas (entre as omoplatas),
- na parte baixa das costas (na altura dos rins),

veja no capítulo 3 o tópico Posturas desconfortáveis.

Se você apresenta sintomas de desconforto ou dor:

- na parte alta das costas e ombros,
- nos braços ou cotovelos,
- nos punhos e antebraços,

veja o capítulo 4, Teclado e *mouse.*

Se você apresenta sintomas de desconforto ou dor:

- nas nádegas ou coxas,
- nos joelhos,
- nas pernas e pés,

veja o capítulo 6, Características de conforto da cadeira, e também o tópico Suporte para os pés, no capítulo 1.

Capítulo 13

FADIGA VISUAL

TESTE DE AVALIAÇÃO

Este capítulo pode lhe ser útil para avaliar se você apresenta sintomas de cansaço dos olhos e analisar as possíveis causas.

Para cada sintoma que você sente, coloque um X:

- no "bloco frequência", para indicar se o sintoma ocorre *frequentemente* ou apenas *de vez em quando*;
- no "bloco quando?", para indicar se o sintoma ocorre apenas no *fim do período de trabalho* (ou pelo menos depois de várias horas de trabalho), ou se, ao contrário, aparece a *qualquer momento*, mesmo no começo do trabalho.

Sintomas

SINTOMA	BLOCO FREQUÊNCIA		BLOCO QUANDO?	
	frequente-mente	**de vez em quando**	**apenas depois de muitas horas de trabalho ou no fim da jornada**	**a qualquer momento**
ardência nos olhos				
fotofobia (irritação com a claridade)				
piscar frequente				
olhos pesados				
enjoo				
coceira nos olhos				
dor de cabeça				
lacrimejamento				
visão embaçada				
visão dupla				

Verifique se, para cada *sintoma* que você sente, foram colocados os dois X, um em cada bloco.

Avaliação

Para cada *sintoma* que você apresenta, conte cinco pontos apenas *se os dois X caíram na área cinza*. Se apenas um, ou se os dois não caíram na zona cinza, não conte pontos.

Se você totalizou dez ou mais pontos, significa que seus olhos estão realizando trabalho superior à sua capacidade (fadiga visual); cinco pontos indicam apenas desconforto visual, ou seja, seus olhos estão se cansando.

Atenção: muitos desses sintomas podem ser provocados por outras causas além da fadiga visual. Por isso é importante que você verifique se aparecem depois de muitas horas de trabalho e se diminuem nos dias em que você não trabalha.

O que fazer?

1. A primeira providência para quem apresenta fadiga visual é consultar um oftalmologista, mesmo que já use óculos ou lentes de contato.

2. Se você trabalha com outras pessoas que realizam atividades semelhantes à sua e elas também se queixam desses sintomas, o mais provável é que as condições de trabalho estejam exigindo demasiado esforço dos olhos. Se apenas você apresenta desconforto ou fadiga visual, o mais provável é que haja algum problema com seus olhos.

3. De qualquer modo, é importante que você faça uma avaliação das condições em que seus olhos estão trabalhando. Para ajudá-lo há um roteiro no capítulo 11.

4. Verifique também se outras atividades que você realiza fora do trabalho exigem muito esforço dos olhos.

Quinta parte

Para saber mais

Capítulo 14

TRABALHAR SENTADO

O PROBLEMA DA POSTURA

Trabalhar sentado é menos cansativo para os membros inferiores do que em pé, parado, pois:

- é menor a carga de peso nas articulações do quadril, joelhos e tornozelos;
- é menor o trabalho dos músculos das pernas e coxas;
- fica um pouco mais fácil a subida do sangue que volta para o coração (os pés incham menos).

Quando há um apoio adequado para as costas (encosto), também é menor o esforço dos músculos das costas e menor a tensão nas articulações da coluna vertebral.

Sentado cansa?

Numa poltrona ou cadeira medianamente confortáveis, pode-se ficar muito tempo lendo, conversando ou vendo televisão, sem se cansar. Principalmente quando se tem grande liberdade de movimentos. Se uma posição está cansando, automaticamente, sem pedir nem avisar, o corpo muda para outra. Apenas quando o desconforto é grande (dormência, tensão ou alguma dorzinha) o corpo nos convida a tomar alguma providência – pegar uma almofada, um apoio para os pés, dar uma esticada ou mesmo levantar.

Contudo, trabalhar sentado geralmente não é essa moleza. Muitas pessoas que trabalham sentadas horas a fio, no fim do dia se sentem cansadas, com tensão ou mesmo alguma dor nas costas, nuca, ombros, punhos; ou nas pernas, às vezes com os pés inchados.

Acontece muito com costureiras, motoristas de ônibus, pessoas que, sentadas, montam aparelhos eletrônicos ou operam máquina, e também com pessoas que passam o dia trabalhando em microcomputadores. O que é mais preocupante: às vezes sentadas em cadeiras confortáveis, ditas "ergonômicas", trabalhando com móveis modernos.

O que pode tornar o trabalho sentado tão cansativo? Quais as causas de desconforto ou de dores em certas partes do corpo?

A postura incorreta!

É a resposta que mais se ouve. Comumente a culpa pelas más posturas é atribuída à falta de informação, maus hábitos ou à negligência das pessoas.

Quando se pergunta às pessoas qual seria a "postura correta" para trabalhar sentado, algumas respondem: "é com o tronco e a cabeça bem na vertical". Outras acham que "é a posição em que você fica mais confortável".

E você, o que acha? Existe uma "postura correta"? Quanto tempo alguém conseguiria trabalhar sentado na tal da "postura correta"?

A escolha da postura

Ouve-se frequentemente de médicos ou fisioterapeutas o conselho para que as pessoas sentem na "posição correta", com o tronco bem na vertical.

Quando alguém fala em corrigir a postura, imagina que a pessoa que está trabalhando sentada pode optar entre diferentes posições de trabalho, mudando de posição conforme sua vontade – o que frequentemente não ocorre.

O trabalho sentado mais cansativo geralmente é aquele em que a pessoa *não pode escolher* em que postura ficar: o tipo de trabalho e a posição dos equipamentos e materiais *obrigam* a pessoa a trabalhar numa determinada posição.

Por exemplo:

Num setor de costura, muitas costureiras debruçadas sobre suas máquinas. Todas trabalhando na mesma posição, com as costas encurvadas, que só se desfaz quando se termina de costurar uma peça e endireita-se o tronco para apanhar outra. Uma respirada, e continuam a costurar debruçadas sobre a máquina. Um dos pés de uma costureira precisa estar sempre na mesma posição, sobre o pedal. Suas mãos estão ocupadas em puxar ou empurrar o tecido para direcionar a costura, ou em acionar controles da máquina. A cabeça precisa ficar a uma distância que permita aos olhos acompanhar de perto a costura. Se a luz for fraca ou estiver usando linha da mesma cor que o tecido, terá de aproximar ainda mais os olhos do ponto de costura.

Essa posição de trabalho costuma causar desconforto e mesmo dores na nuca, nas costas e na região lombar. Mas se alguém questionar a postura de uma dessas costureiras, provavelmente ela dirá: "Como é que vou trabalhar em outra posição? Sente aqui para ver se dá para trabalhar de outro jeito!".

O trabalho da costureira tem uma grande desvantagem: imobiliza o corpo durante o trabalho numa posição muito desfavorável para a coluna vertebral.

Lembrete

Quando alguém está trabalhando numa postura que parece muito desconfortável ou prejudicial, antes de recomendar que melhore a postura, convém verificar se seu trabalho de alguma forma obriga a trabalhar nessa posição.

Motivos das posturas no trabalho

Quando se está trabalhando sentado, duas coisas influenciam muito na postura:

- *Aquilo que é preciso ver* enquanto se trabalha. Provavelmente você já viu uma pessoa mais baixa dirigindo um fusca na cidade: para poder ver a pista à sua frente, precisa esticar o pescoço e a cabeça para cima e inclinar o corpo para a frente, sem poder apoiar as costas no encosto, o que é muito desconfortável.
- A altura e a distância do *lugar em que as mãos trabalham*. É possível que essa pessoa mais baixa de que falamos, mesmo dirigindo o fusca na estrada tenha que ficar muito para a frente, sem apoiar as costas, para poder segurar o volante e utilizar os pedais.

Se quiser exercitar, pense sobre as possibilidades de mudar a posição do corpo, cabeça, pernas e braços em duas situações de trabalho sentado bem diferentes: alguém escrevendo sobre uma mesa de escritório e um motorista de ônibus urbano. O que cada uma delas precisa olhar enquanto trabalha? O que precisam fazer com as mãos (e com os pés também, no caso do motorista)?

E você, trabalhando no microcomputador, pode escolher em que posição trabalhar? Ou o mobiliário, o espaço e a disposição dos equipamentos o obrigam a trabalhar sempre na mesma posição?

Mudar de posição

Quando se trabalha sentado, movimenta-se menos o corpo do que quando se trabalha em pé. Essa é a grande desvantagem do trabalho sentado, pois o corpo precisa de movimento. Não tem quem aguente ficar o tempo todo na tal da posição correta.

Por isso, a primeira condição para o conforto postural é *poder mudar de posição* enquanto se está trabalhando sentado. É bom poder dobrar ou esticar as pernas, aproximar ou afastar os joelhos, mudar o apoio dos pés, cruzar as pernas ou os pés. Ou, quando se está cansado de trabalhar com o tronco na vertical, inclinar-se um pouco para trás, ou então escorregar para a frente na cadeira trabalhando com as costas um pouco encurvadas. Há até quem goste de sentar sobre uma das pernas – é provável que seu corpo tenha algum motivo – mas não se deve abusar dessa posição porque bloqueia muito a circulação e tensiona alguns ligamentos. E, que bom se desse para trabalhar também um pouco em pé no microcomputador... muitas partes do corpo agradeceriam.

Existem posturas mais confortáveis e menos agressivas; mas mesmo nessas posições ninguém aguenta trabalhar muito tempo.

Lembrete

Nem o posto de trabalho mais confortável dispensa quem trabalha sentado de levantar-se de vez em quando, movimentar-se ou fazer alguma coisa em pé.

Mais importante do que classificar de boas ou más as posturas é entender por que as pessoas trabalham em certas posições, quando poderiam trabalhar em outras mais confortáveis. Por exemplo, se alguém está trabalhando com o monitor muito baixo, os músculos da nuca acabam se cansando. Sem perceber a pessoa escorrega na cadeira um pouco para a frente, encurvando as costas, para poder ficar com a cabeça mais baixa e descansar o pescoço.

Existem maus hábitos posturais?

Há algumas posturas corporais que, a longo prazo, podem causar deformações nas vértebras, lesões nos discos que ligam as vértebras e dores crônicas na coluna. Geralmente a principal causa da preferência por essas posturas é a debilidade e flacidez de alguns músculos juntamente com o enrijecimento e encurtamento de outros. Nesses casos são aconselháveis trabalhos fisioterápicos de reeducação postural (como RPG, *holfing*), certas práticas esportivas por indicação de médico ou fisioterapeuta, ou ainda trabalhos corporais como *lian-gong*, *tai chi chuan*, yoga, etc.

Pessoas com alterações da coluna, como escoliose, ou com sequelas de traumatismos, podem preferir posturas aparentemente desconfortáveis porque lhes aliviam tensões ou contraturas.

Desconforto postural

O simples fato de poder mudar de posição não assegura o conforto. Curiosamente, quando as posições de trabalho são desconfortáveis, muda-se muito de uma posição para outra, porque elas cansam logo. Porém, seria ainda pior se não houvesse como mudar de posição.

A propósito, pode-se dizer que uma posição confortável é aquela em que se consegue ficar mais tempo. Mas não indefinidamente, nem por muito tempo: até mesmo dormindo muda-se de posição de tempo em tempo, o que mostra que mudar de posição é uma reação automática do corpo.

Por que uma posição se torna incômoda depois de algum tempo? Há vários motivos:

- pela *compressão* de partes do corpo, principalmente contra a cadeira (nádegas e coxas, eventualmente também a parte de trás da perna e do joelho)* ;
- pela *contração prolongada* dos músculos que mantêm essa posição, principalmente os músculos posteriores do tronco (nuca, dorso e região lombar) e os músculos do ombro;
- pela *redução da circulação sanguínea*, causada tanto pela compressão de algumas partes do corpo, como pela contração permanente dos músculos posturais.

Outro aspecto interessante, ou melhor, preocupante: quando o trabalho exige muita atenção ou concentração mental, ou quando se está muito tenso (por exemplo, quando se tem um prazo para terminar uma tarefa), muda-se menos de posição: é ativada a reação de alerta, que bloqueia o reflexo natural do corpo de mudar de posição quando há desconforto. Os músculos corporais ficam mais contraídos e mesmo a frequência do piscar natural dos olhos diminui muito (pisca-se menos). O que explica o maior cansaço corporal e visual nessas situações.

Trabalho muscular "parado"

Os músculos do corpo podem trabalhar de duas formas diferentes:

- para *movimentar* objetos e partes do corpo (trabalho dinâmico);
- para *manter imóveis* o corpo, certas partes do corpo, e também objetos que se está segurando (é o trabalho estático ou parado, resultado da luta do corpo contra a ação da gravidade).

Quando os músculos trabalham movimentando objetos, primeiro se contraem e, terminado o esforço, relaxam. Ao se contraírem, diminuem de tamanho; ao relaxar, voltam ao tamanho normal. Por exemplo, numa bicicleta, ao empurrar com um pé o

---

* Quando a pessoa trabalha continuamente sentada, em virtude da dificuldade de circulação sanguínea nos membros inferiores, os pés incham um pouco, aumentando 4 a 5% do seu volume. Com a introdução de movimentos em pé durante o trabalho é menor o aumento do volume.

pedal para baixo, alguns músculos da perna e da coxa se contraem; mas logo vão relaxar quando o outro pé começar a empurrar o outro pedal para baixo (figura 14.1a). Ao caminhar, a cada passo alguns músculos dos membros inferiores contraem-se e outros relaxam; o inverso ocorre no passo seguinte.

Figura 14.1

No trabalho muscular dinâmico (a), o movimento provoca contração e relaxamento alternados dos músculos, favorecendo a irrigação sanguínea. Já no trabalho muscular estático (b), para manter imóvel uma parte do corpo os músculos ficam contraídos demoradamente, dificultando a irrigação sanguínea.

a) Esforço dinâmico

b) Esforço estático

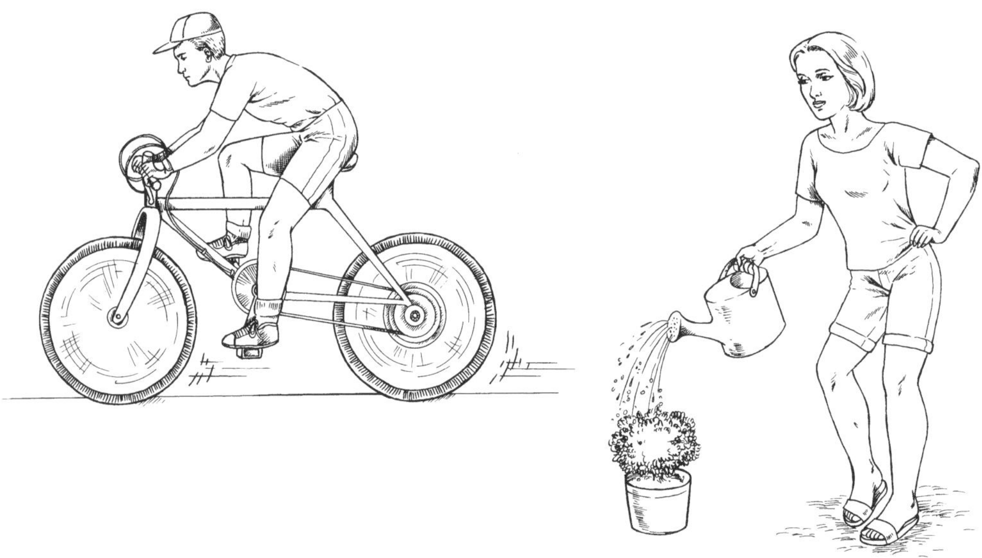

A contração muscular comprime os vasos sanguíneos, bloqueando a entrada de sangue arterial e expulsando o sangue venoso do músculo. Ao contrário, o relaxamento permite que o sangue volte para o interior do músculo. Essas contrações e relaxamentos alternados servem para bombear o sangue: são fundamentais para a circulação sanguínea no interior dos músculos.

O contrário ocorre quando o músculo funciona "parado". Por exemplo, quando se está segurando um objeto afastado do corpo (figura 14.1b): para que o braço permaneça elevado há necessidade de manter contraídos os músculos do ombro. Aqui a contração muscular é permanente: enquanto o braço está elevado os músculos ficam contraídos, não relaxam. Essa condição bloqueia a circulação do sangue nos músculos do ombro. Consequência: faltam oxigênio e glicose nos músculos e acumulam-se detritos (gás carbônico, ácido láctico), o que logo torna essa posição muito desconfortável.

Eis por que ficar parado em pé muito tempo é cansativo, principalmente para os músculos das costas, causando também inchaço dos pés e desconforto muito grande nos membros inferiores. Cansa-se muito menos andando uma hora, embora o consumo de energia seja maior, do que ficando esse tempo parado em pé.

O esforço contínuo dos músculos da nuca e das costas para manter a cabeça e o tronco em determinadas posições, denominado trabalho postural, é de tipo estático.

O trabalho dos músculos das costas

A busca do conforto postural no trabalho sentado enfrenta duas grandes dificuldades.

A primeira é conseguir assegurar boas condições de circulação sanguínea, principalmente nos membros inferiores: a imobilidade corporal e a compressão das coxas são os grandes inimigos da circulação quando se está sentado.

A segunda dificuldade é conseguir posturas do tronco que evitem esforços excessivos dos músculos das costas e tensões grandes nos discos intervertebrais, causados pelas cadeiras tradicionais. A cadeira recomendável para o trabalho em microcomputadores ou terminais com monitor e teclado é a chamada cadeira giratória com apoio lombar (ver capítulo 5). Apresentamos a seguir algumas informações que justificam essa escolha.

Coluna vertebral

É um longo eixo flexível formado por blocos ósseos, as vértebras, que estão "empilhadas" e articuladas entre si por discos, formados por fibras e cartilagem por fora e uma massa gelatinosa no seu interior. A função desses discos é de amortecer os impactos e dar flexibilidade à coluna, permitindo ao tronco torcer e vergar como um bastão de borracha, movimentando-se em diferentes direções.

A coluna vertebral (figura 14.2) é dividida em três segmentos principais:

- a coluna *cervical*, na região do pescoço, formada por sete vértebras, sustenta a cabeça e permite sua ampla movimentação;
- a coluna *dorsal* ou *torácica*, composta por doze vértebras, na região do tórax e parte superior do abdome;
- a coluna *lombar*, na região da cintura, constituída por cinco vértebras, é o último segmento flexível da coluna. Apoia-se sobre o sacro, que é uma espécie de pedestal da coluna.

Figura 14.2
Coluna vertebral.

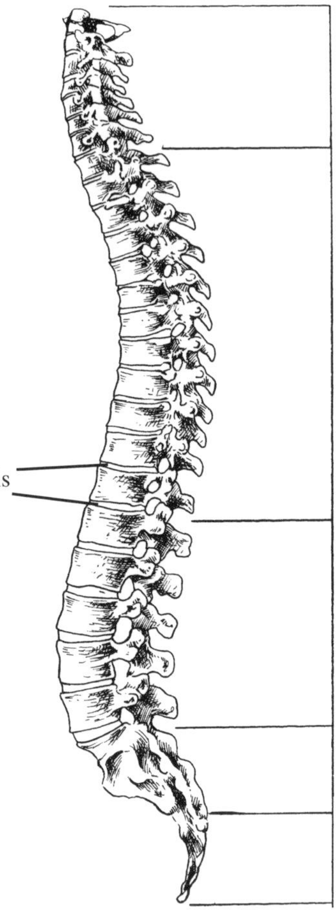

Mais abaixo existem dois outros segmentos de menor importância por serem praticamente imóveis: o sacro, constituído por cinco pequenas vértebras fundidas que integram a bacia óssea (quadril); e o cóccix, quatro pequenas vértebras também fundidas numa peça formando a ponta da coluna, saliente na parte mais baixa do quadril.

Curvaturas naturais da coluna vertebral

Quando se está em pé, ou sentado na posição ereta, a coluna vertebral vista de perfil (figura 14.2) tem a forma de duas letras **S** empilhadas uma sobre a outra, com quatro curvaturas naturais:

a) Duas curvas, formando um arco para fora, chamadas cifoses:
   - no meio das costas, na altura do tórax, um grande arco para fora, a cifose torácica;

- a saliência do quadril e das nádegas que acompanha a curvatura do sacro e cóccix.

b) Duas curvas, formando um arco para dentro, chamadas lordoses:
   - a mais alta, no pescoço, formando um arco para dentro, denominada lordose cervical;
   - abaixo, na altura da cintura e dos rins, outro arco para dentro, formando uma concavidade denominada lordose lombar.

Essas curvaturas, relativamente suaves, são normais. Quando se tornam exageradas ou quando desaparecem são sinais de distúrbios osteomusculares.

A coluna é um todo integrado: com os movimentos do corpo, essas curvas se acentuam, diminuem ou desaparecem; a alteração da posição de uma parte repercute na outra.

As sensações de desconforto no pescoço, na parte média das costas e na região lombar estão relacionadas com os esforços que os músculos desses segmentos realizam para manter o corpo em determinadas posições.

A postura ereta do tronco com um apoio lombar adequado é recomendável, porque exige menor esforço dos músculos das costas e tensiona menos os discos intervertebrais (figura 14.3). O peso do corpo fica bem distribuído entre o encosto e o assento, com menor compressão das coxas. Isso não significa que possa ser rotulada de "correta" nem que deva ser mantida o tempo todo.

Figura 14.3
O apoio lombar adequado mantém a curvatura lombar, diminuindo a tensão entre as vértebras.

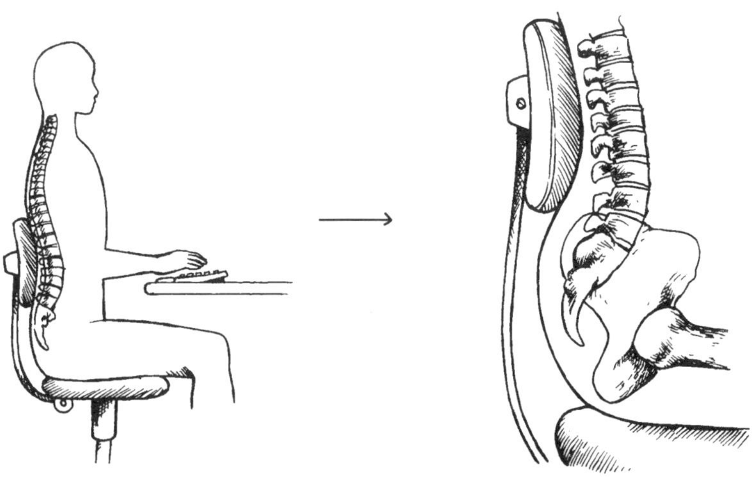

Lembrete

Para que a postura ereta do tronco torne-se confortável e diminua o esforço dos músculos das costas é necessário que o encosto (apoio lombar) seja relativamente pequeno (pouco alto) e se encaixe exatamente na curvatura da região lombar, logo acima das nádegas. É preciso também que se possa deslocar o encosto mais para a frente ou para trás de acordo com o tamanho de sua coxa.

Mais um detalhe: o tipo de serviço que você realiza e as características da sua mesa de trabalho lhe permitem trabalhar com o tronco ereto e bem apoiado no encosto lombar?

Quando se está sentado com o tronco ereto, é recomendável que o peso do corpo fique apoiado sobre duas saliências ósseas, uma no meio da nádega direita e outra no da esquerda (figura 14.4). Fala-se em "sentar sobre os ossinhos", ou "poder sentir os ossinhos quando sentado". O que requer que o assento não seja macio demais.

FIGURA 14.4
O apoio do quadril no assento sobre os "ossinhos de sentar".

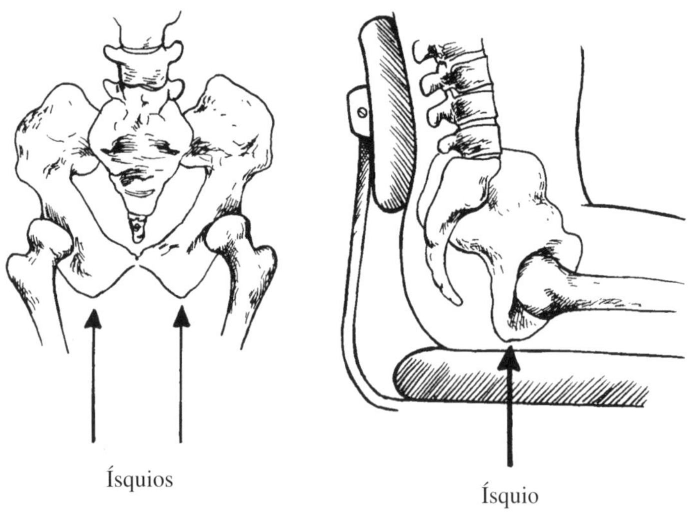

Para localizar esses "ossinhos": sentado sobre a palma de uma das mãos, balançando um pouco o quadril, você poderá sentir essa saliência óssea com a ponta dos dedos. É a ponta de um dos ossos do quadril denominada ísquio.

Inclinação do encosto

Outro aspecto importante: quanto maior o ângulo entre o encosto e o assento (inclinação do encosto), menor o esforço dos músculos das costas, pois aumenta o apoio do peso corporal sobre o encosto. Contudo, a partir de 120° de inclinação torna-se necessário que a cadeira tenha apoio para a cabeça (espaldar bem alto). Cuidado, porém, pois com o tronco inclinado para trás pode ser necessário inclinar a cabeça para a frente (em direção ao peito) para poder olhar documentos, teclado, etc. No trabalho em microcomputadores, a inclinação do tronco não deve ultrapassar 110º. Essa inclinação é geralmente confortável quando o trabalho exige principalmente olhar a tela e digitar. Quando é preciso olhar muito para o teclado, escrever ou realizar ações manuais sobre a mesa, a inclinação não deve ultrapassar 95º (o encosto deve ficar praticamente na vertical).

Pescoço

A posição que exige menor esforço dos músculos do pescoço é a em que a cabeça e o pescoço estão alinhados na vertical (posição ereta da cabeça). A manutenção prolongada da cabeça inclinada para baixo (o queixo se aproxima do peito) ou inclinada para trás (posição de gargarejo) exige esforço estático (contração permanente) dos músculos da nuca, causando desconforto e dor nessa região. O mesmo ocorre quando se trabalha com a cabeça virada para um dos lados.

Costas (parte média)

Certas condições de trabalho sentado podem fazer com que a pessoa fique curvada para a frente, arredondando as costas (aumenta a cifose torácica). Essa posição, além de poder causar deformações das vértebras dorsais a longo prazo, tende a comprimir as vísceras, principalmente pulmões e aparelho digestivo (figura 14.5).

Região lombar

Ao sentarmos num banco sem encosto, a curva para dentro (lordose) da coluna lombar torna-se menor do que quando se estava em pé – o que aumenta bastante o esforço dos músculos das costas e o desconforto. Por isso, quando se está sentado num banco sem apoiar as costas e os braços, a posição mais desconfortável para a coluna vertebral é justamente a postura ereta (vertical) do tronco. Já inclinando um pouco o tronco para a frente, com uma postura descontraída, diminui o esforço dos músculos das costas. Quando estamos sentados em um banco sem encosto, para aliviar os músculos das costas e o desconforto lombar, tendemos a sustentar o peso do tronco apoiando as mãos sobre o banco, ou os braços sobre a mesa, ou ainda apoiando os braços cruzados sobre os joelhos.

Lembrete

Sempre que possível utilize o encosto da cadeira.

Quando se está sentado numa cadeira tradicional, com encosto reto, pode-se apoiar apenas a parte mais alta das costas (aquela entre as omoplatas) no encosto. A manutenção da postura ereta do tronco nessa situação provoca desconforto na região lombar, levando a pessoa a escorregar um pouco para a frente no assento e adotar a posição de costas arredondadas (figura 14.5).

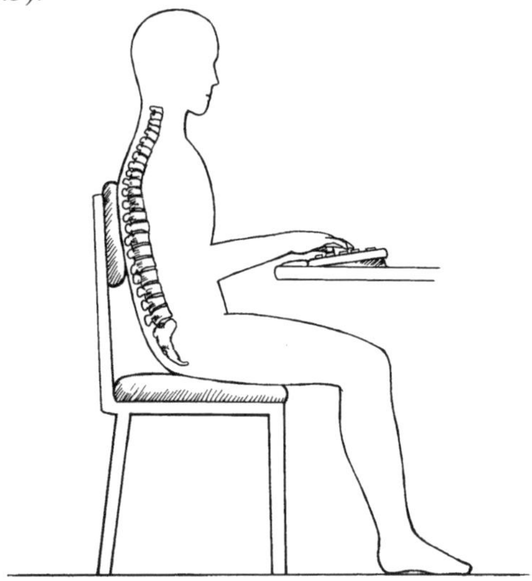

Figura 14.5
Pessoas em cadeiras com encosto reto ou apoio lombar muito alto sentam-se às vezes com as costas completamente curvas (escorregando as nádegas para a frente na cadeira), para aliviar a tensão lombar.

Figura 14.6
Encosto reto (a) ou encosto com apoio lombar muito baixo (b) fazem desaparecer a curva lombar, aumentando a tensão entre as vértebras. O mesmo ocorre quando se fica sentado sem utilizar o encosto, com o tronco vertical ou um pouco inclinado para a frente.

a)

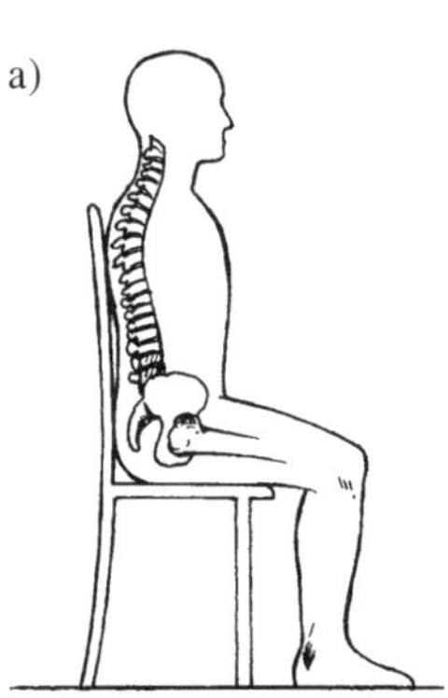

b)

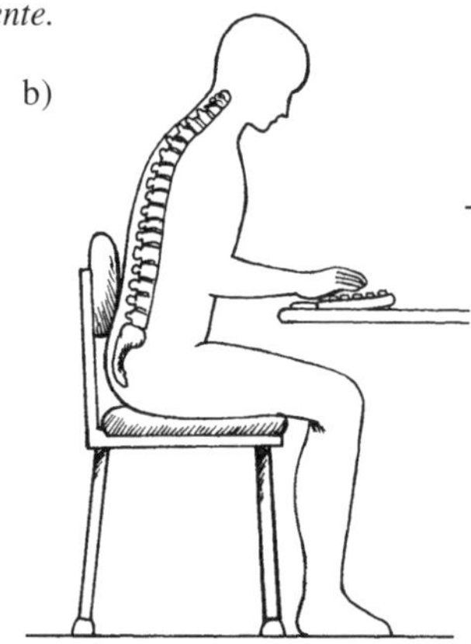

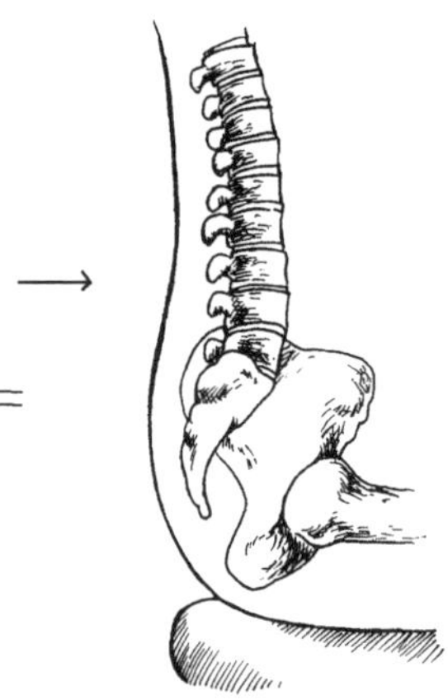

Lembrete

Para aliviar a tensão nos músculos das costas é útil esticar o corpo para trás (aproveitando o balanço do apoio lombar) e as pernas para a frente, descontrair a postura ereta inclinando o tronco um pouco para a frente ou apoiando os braços sobre a mesa, escorregar um pouco o corpo para a frente, e outras variações que o corpo acaba encontrando sozinho.

Capítulo 15

O TRABALHO DOS OLHOS

COMO FUNCIONAM OS OLHOS E POR QUE SE CANSAM

É mais fácil compreender o olho (figura 15.1) a partir de sua réplica (imperfeita e simplificada), a câmera fotográfica, cujos principais componentes (figura 15.2) são:

- A câmera ou caixa, com uma abertura na frente para entrada de luz através de lente e um filme no fundo. Equivale ao globo ocular.
- A lente reduz a imagem do objeto e a projeta no fundo da câmera. O olho possui duas lentes: uma externa, a córnea, uma camada transparente, como se fosse um vidro curvo, na parte anterior do olho, e outra interna, mais atrás da córnea, o cristalino.
- Filme sensível à luz recebe e grava a imagem. Corresponde à retina que reveste o fundo do olho.
- Diafragma: é um mecanismo de adaptação à claridade, constituído por um disco com um orifício no centro por onde entra a luz na câmera. A abertura desse orifício é variável, regulando a entrada de luz na câmera. No olho essa função é realizada pela íris – o anel em torno da pupila, que dá a cor aos olhos. O olho, como as câmeras automáticas, ajusta automaticamente a abertura à luz ambiente.
- Mecanismo para ajustar o foco da imagem, variando a posição da lente (para a frente ou para trás) conforme a distância em que se encontra o objeto. No olho esse ajus-

te de foco é feito através da variação da curvatura da lente (cristalino), o que é possível graças à sua consistência gelatinosa.

Tanto no funcionamento da câmera fotográfica como no olho humano, para se obter uma imagem nítida há necessidade de ajustar o foco e a entrada de luz. No olho humano esse ajuste denomina-se acomodação, sendo realizado por músculos situados dentro do globo ocular.

Figura 15.1

Na parte aparente do olho: a) esclerótica (o branco dos olhos), é a membrana branca que recobre o globo ocular; b) íris, disco colorido, é um músculo em forma de anel; c) pupila (a menina dos olhos) é um orifício no centro da íris, através do qual a luz penetra no globo ocular; d) córnea, camada transparente, incolor e abaulada, como um vidro de relógio na frente da íris, é a primeira lente do olho. Na parte interna do olho: e) cristalino, lente flexível, parecida com uma lentilha quando está relaxada, ficando arredondada para ler ou ver objetos próximos, graças à ação de pequenos músculos; f) retina, membrana que reveste internamente o globo ocular, como um tapete, rica em terminações nervosas que captam a luz que incide sobre ela; g) nervo óptico, feixe composto pelos milhares de filetes nervosos provenientes da retina, levando para o cérebro as imagens por ela captadas.

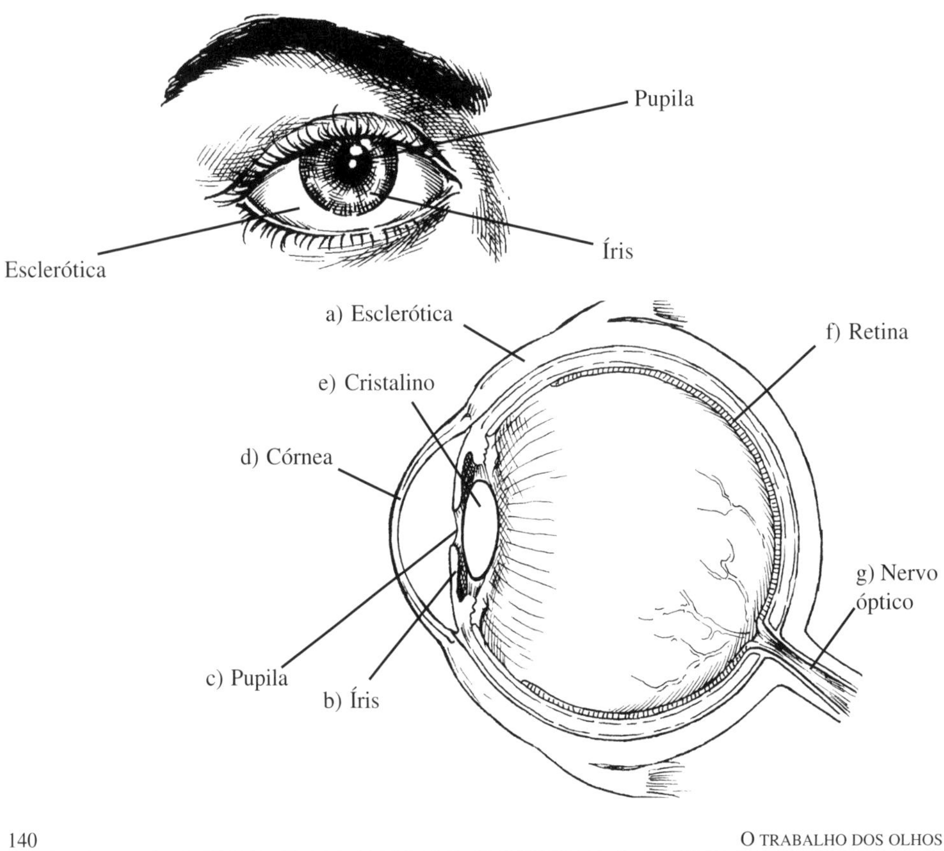

FIGURA 15.2
O olho humano e sua réplica mais simples, a câmera fotográfica. Câmeras de vídeo e de cinema acrescentam recursos para a captação de movimentos.

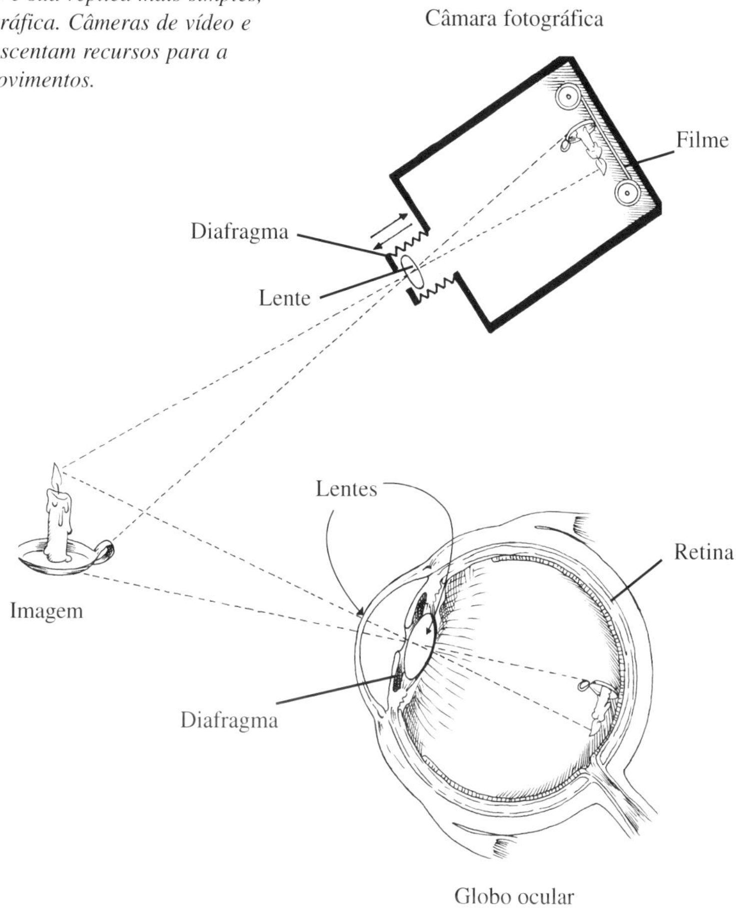

Convergência

A visão é constituída pela superposição (no cérebro) de duas imagens diferentes, vindas uma de cada olho, o que torna necessário outro mecanismo de ajuste, denominado convergência. Quando se olha algo a menos de seis metros, é necessário que as pupilas virem um pouco para dentro (na direção do nariz). Quando a pessoa está olhando um objeto muito próximo dos olhos, fica parecendo estrábica. Esse mecanismo é realizado por músculos situados fora do globo ocular. No entanto, quando o objeto está longe (de seis metros até o infinito), os olhos funcionam "em paralelo", como os faróis de um automóvel, o que permite que esses músculos fiquem relaxados.

O trabalho dos músculos que ficam dentro do globo ocular é totalmente imperceptível e involuntário (automático).

Apenas os músculos externos, que giram o globo ocular, são voluntários, isto é, podem obedecer a nossos comandos. Ainda assim, na maior parte do tempo, os olhos trabalham "no automático".

Distúrbios de visão

Miopia e hipermetropia decorrem de defeitos no comprimento do globo ocular (curto na miopia, comprido na hipermetropia); o astigmatismo deve-se, geralmente, a irregularidades na córnea.

Já a vista curta pela idade (presbiopia) deve-se ao endurecimento do cristalino. A partir dos 15 anos, o cristalino vai perdendo progressivamente sua flexibilidade e, para a maioria das pessoas, depois dos 40 anos atinge um grau que dificulta a leitura ou a visão de detalhes de perto. Um sinal característico é as pessoas esticarem o braço para afastar o texto ou o objeto que se quer ver (a linha que se quer enfiar na agulha, por exemplo).

Poupando os olhos

Acomodação dos olhos para ver de perto

Duas regras:

1. Quanto mais perto se olha, maior o trabalho dos músculos responsáveis pelo foco e pela convergência.

Como foi explicado, quando se olha alguma coisa afastada a mais de seis metros, os olhos ficam paralelos e os músculos responsáveis pela convergência dos olhos ficam relaxados.

Olhar longe também descansa os músculos que ajustam o foco para perto. Quando se olha alguma coisa a menos de seis metros, certos músculos esticam o cristalino para diminuir sua curvatura. Quanto mais perto, maior o esforço desses músculos.

Por esses dois motivos, olhar longe é repousante. Ler a 80 cm dos olhos é mais confortável do que a 30 cm, desde que as letras sejam legíveis e não muito pequenas. É difícil e cansativo ler bula de remédio ou enfiar linha na agulha a 60 cm.

2. Alternar seguidamente o olhar entre objetos a distâncias diferentes cansa os olhos.

É o que ocorre, por exemplo, quando a tela do monitor está a 70 ou 80 cm de distância e os documentos a 30 ou 40 cm, pois dá mais trabalho aos músculos ajustarem o foco e a convergência. Por esse motivo, quando se alterna muito o olhar entre a tela e um documento, convém que estejam aproximadamente à mesma distância.

Acomodação dos olhos à claridade

Ofuscamentos causados por fontes luminosas ou superfícies com muita luminosidade dificultam o trabalho dos olhos.

A íris possui músculos em forma de anel que abrem ou fecham sua abertura (pupila) conforme a claridade do ambiente. No escuro, a íris fica inteiramente aberta (pupila grande). Quanto maior a claridade, mais fechada fica a pupila.

Os olhos toleram bem a luz ambiental e, geralmente, também a claridade do dia. Porém, uma claridade forte provoca o reflexo de fechamento da íris, reduzindo a entrada de luz no olho, o que torna difícil ou mesmo impossível ver detalhes. Essa perturbação da visão pela claridade é denominada ofuscamento. De fato, para se observar detalhes é preciso um bom contraste entre estes e o fundo, o que requer certa quantidade de luz.

Quando os olhos saltam entre objetos com luminosidades muito diferentes (uns com maior claridade ou brilho e outros mais escuros, em áreas pouco iluminadas), há um esforço repetido de acomodação (abrindo e fechando a pupila), condição que favorece a fadiga visual. Grandes diferenças de luminosidade entre os objetos que compõem o campo de visão (tela do monitor, mesa, paredes ou cortinas de fundo, piso, etc.) criam um efeito parecido com o ofuscamento. Perto de uma zona escura, a claridade incomoda mais – motivo pelo qual um farol alto incomoda muito mais o motorista à noite do que durante o dia.

A sensibilidade à claridade é variável entre as pessoas. Quando é muito acentuada, denomina-se fotofobia. Alguns defeitos de visão, a idade e a fadiga visual tornam as pessoas mais sensíveis à luz. A fotofobia pode ser causada também por distúrbios (enxaqueca, por exemplo), sem relação direta com os olhos.

Televisão e claridade

Analisar a iluminação do ambiente onde se vê televisão ajuda a entender a relação entre claridade e conforto visual.
Quando se está vendo televisão (sem fazer outra coisa ao mesmo tempo), o mais confortável para os olhos é um ambiente um pouco escuro (penumbra). A ideia é não haver uma diferença muito grande entre a luminosidade do ambiente e a da tela (brilho).

Muito escuro também torna-se desconfortável. Se for o caso, para clarear um pouco em torno da televisão, o ideal é uma luz suave (fraca) e indireta, de forma que você não veja diretamente a fonte de luz quando está olhando para a televisão, e que essa fonte não cause reflexo na tela. Por isso não é aconselhável, por exemplo, colocar um abajur ao lado ou em cima da televisão.

Quando se vê televisão em ambiente mais claro (durante o dia, por exemplo), convém aumentar a luminosidade da tela (tecla "brilho"); em ambiente escuro, ao contrário, diminuir o "brilho".

É preciso tudo isso para ver televisão? Em princípio, esses cuidados diminuem os esforços dos olhos, cabendo a cada pessoa avaliar sua necessidade. São recomendáveis principalmente para quem o trabalho diário já exige muito dos olhos, ou para quem apresenta sintomas de desconforto visual.

Evidentemente, no posto de trabalho onde se utilizam microcomputadores, ou terminais com monitor e teclado, deve haver mais luz para permitir a leitura de documentos, escrever e realizar diversas outras atividades; porém as regras de iluminação e cuidados são parecidas com as do ambiente onde se vê televisão.

Como avaliar o trabalho dos olhos

Já foi mostrado como o esforço dos olhos e a fadiga visual são influenciados pelas condições de trabalho (iluminação, disposição dos documentos e da tela, nitidez do texto ou de imagens, etc.). Defeitos da visão também levam a maior esforço dos olhos.

Existe, porém, outra condição que faz com que a "carga de trabalho" dos olhos seja maior ou menor: é o tipo de trabalho que se está realizando em microcomputador.

Para exemplificar, consideremos um tipo de trabalho: a digitação, atividade de entrada de dados que consiste na leitura de documentos e sua transcrição para o microcomputador pelo teclado.

Pode-se perguntar: "Digitar cansa os olhos?".

A maioria das pessoas costuma responder: "Provavelmente. Depende de quanto tempo a pessoa trabalha por dia e de haver pausas para descanso". A resposta é correta, mas há ainda outro detalhe: depende também do tipo de texto que se está digitando.

Exercício

Para ilustrar esse aspecto, propõe-se o seguinte teste. Imagine-se digitando no teclado os textos de 1 a 6, à medida que os vai lendo.

Cada texto exige certo grau de esforço visual para transcrevê-lo do documento para a tela do computador. Classifique esses textos de acordo com o grau de dificuldade visual, do mais difícil para o mais fácil.

- Os mais difíceis são os textos nº........ e nº........
- Dificuldade média: os textos nº........ e nº........
- Os mais fáceis são os textos nº........ e nº........

Texto 1

Excede os lindes da demanda a decisão que, sem pedido, defere indenização por acessões feitas em terra alheia, pelo esbulhador, ainda que este agira de boa-fé.

Texto 2

Pentium II 400 US$ 270, 233 MMX US$ 145, HD 2,9 US$ 145, HD 4,3 US$ 170, MM32 US$ 30, Desp. p/todo o Brasil/Financ. /Gar./ Impostos n/Inc MuambInform.

Texto 3

Tabela A7

0,1600	*0,1659*	*0,1716*	*0,1771*	*0,1824*	*0,1875*
0,1924	*0,1971*	*0,2016*	*0,2059*	*0,2100*	*0,2139*

Texto 4

Comunista convicto, o farmacêutico carioca Benedito Rebouças, o Dr. Benê, 61 anos, lembra-se muito bem de quando a Lada chegou ao Brasil, há 18 anos.

■ *Texto 5*

$$
\begin{aligned}
P0 + P1 + P2 + ... &= e - \mu\,(1 + \mu + 1/2\mu 2 + ...) \\
&= e - \mu\ x\ e\mu \\
&= 1
\end{aligned}
$$

■ *Texto 6*

STJ-3ª Turma, Resp. 34.637-3-RJ, rel. Min. Dias Trindade, j. 31.5.93, deram provimento, v.u., DJU 28.6.93, p. 12892, 1ª col., em.

Terminada a digitação, classifique os textos com asteriscos, de acordo com o esforço visual exigido: mais difícil (***), dificuldade média (**), mais fácil (*).

Texto 1: ....

Texto 2: ....

Texto 3: ....

Texto 4: ....

Texto 5: ....

Texto 6: ....

Explicando

Ao ler um texto literário, jornalístico, uma correspondência, etc., captam-se as palavras em blocos (frases), com grande fluidez, como no texto 4.

Quando o leitor não está familiarizado com textos técnicos, a leitura se faz mais lentamente, quase palavra por palavra, como ocorre com o texto 1.

Já os textos numéricos, como o 3, exigem que se grave na memória, por alguns segundos, um número (sequência de algarismos) que não faz nenhum sentido para o digitador, captando um número de cada vez, prestando mais atenção do que nos anteriores.

A leitura requer também muita atenção quando são utilizadas repetidas abreviações, como nos anúncios classificados e citações de jurisprudências (textos 2 e 6) e se complica mais ainda quando são utilizados símbolos e sinais como nos textos de matemática (texto 5).

Resposta: Mais difíceis: textos 3 e 5. Dificuldade média: textos 2 e 6. Mais fáceis: textos 1 e 4. (*Ver explicação a seguir.*)

Em alguns tipos de trabalho, pode-se digitar continuamente, olhando apenas para os documentos, o que geralmente ocorre na digitação de números. Em outras atividades de digitação é necessário alternar o olhar repetidamente entre o documento e a tela para localizar o campo onde digitar ou para verificar a correção do que se digitou.

Em geral, quanto maior o esforço de "captação visual" do texto, maior a quantidade de movimentos da cabeça para olhar sucessivamente o texto e a tela e, no caso de uso de teclas especiais, também o teclado.

Em muitas situações de digitação, além do esforço para ler os dados, há também um trabalho dos olhos para localizar os dados no documento. Isso ocorre particularmente em documentos como formulários ou planilhas. A disposição das informações ou dos campos no documento pode facilitar ou dificultar esse trabalho.

O tamanho e espaçamento dos caracteres e linhas, bem como sua qualidade (nitidez), também facilitam ou dificultam a leitura. Dados manuscritos são de leitura mais difícil.

TRABALHO VISUAL CONTÍNUO

Em alguns tipos de trabalho em microcomputadores ou terminais com monitor e teclado, o trabalho dos olhos, de leitura da tela ou de documentos, é intercalado com outras atividades que exigem pouco esforço visual, como falar ao telefone ou com outras pessoas, tempo de espera de processamento, enviar fax, imprimir, escanear, etc. Essa descontinuidade do trabalho visual dilui a carga de trabalho dos olhos.

Ao contrário, outros trabalhos exigem um esforço contínuo dos olhos ao longo do período de trabalho, com poucas e breves interrupções. É geralmente o caso dos digitadores ou revisores de texto. Nessas atividades há maior risco de sobrecarga dos olhos e fadiga visual, sendo fundamentais pausas regulares para descanso ou, preferivelmente, intercalar outras tarefas com menor exigência de esforço visual. Evidentemente as condições ambientais para o trabalho dos olhos devem ser as melhores possíveis.

Dois detalhes: em geral, quanto maior o esforço visual, menos a pessoa se movimenta no posto de trabalho, por ser necessário manter uma posição favorável para o trabalho dos olhos. O que aumenta a fadiga corporal.

Quanto maior a dificuldade para se ver detalhes de uma imagem ou enxergar caracteres, mais a pessoa se aproxima do documento ou da tela.

EM RESUMO

A carga de trabalho dos olhos depende também do tipo de trabalho, de sua duração e da existência de períodos de descanso ou de momentos em que são feitas outras atividades que requerem pouco esforço dos olhos.

Por outro lado, como diversas outras características humanas, a resistência ao esforço visual não é igual para todas as pessoas. Alguns olhos resistem mais a esforços que, em outros, causam sintomas de fadiga visual. Embora defeitos de visão e idade diminuam a tolerância dos olhos ao esforço visual, nem sempre se encontra alguma causa para explicar a baixa resistência ao trabalho visual.

Capítulo 16

EM BUSCA DO CONFORTO NO TRABALHO

Em quase todas as páginas deste manual fala-se em conforto. Neste capítulo trataremos alguns de seus aspectos: o conforto como algo muito pessoal, subjetivo, que depende de muitas coisas.

No mundo cada vez mais complexo da informática, o conhecimento de como funciona o organismo humano no trabalho é fundamental para quem se preocupa com conforto, qualidade e eficiência do trabalho. Dessa preocupação surgiu a Ergonomia, uma disciplina científica relativamente nova, que estuda o homem no trabalho (também assunto deste capítulo). Fala-se, enfim, de como a informatização dos escritórios, bancos e outros serviços transformou o modo como as pessoas trabalham.

Antes de falar sobre o tema, um esclarecimento.

O foco do livro é a busca do conforto no trabalho. Nele não se fala de LER* ou de outras doenças causadas pelo trabalho. Algumas razões dessa nossa escolha:

O conforto em si merece ser preocupação de qualquer pessoa que trabalha em microcomputador, independentemente de sua preocupação com o risco de doenças.

Em primeiro lugar, porque o conforto é um elemento importante da qualidade de vida no trabalho. Trabalhar em condições

---

* LER – lesões por esforços repetitivos, nome genérico dado a distúrbios inflamatórios (relacionados ao trabalho) que acometem tendões musculares e suas bainhas, nervos. As mais frequentes: tenossinovite, tendinite, epicondilite, síndrome do túnel do carpo.

desconfortáveis consome desnecessariamente parte de sua energia e deixa a pessoa menos disponível para outras atividades fora do trabalho, incluindo estudo e lazer.

Em segundo lugar, porque o conforto está intimamente relacionado com a eficiência e qualidade no trabalho. A fadiga é um importante fator de erros e de queda do desempenho de forma geral. Com conforto, vê-se e pensa-se melhor.

Finalmente porque, mesmo os que estão preocupados com o risco de doenças, ao buscar o conforto no trabalho, terão dado um passo importante na sua prevenção. É difícil dizer o tamanho desse passo, pois doenças como a tenossinovite também estão relacionadas com a tensão psíquica gerada por: sobrecarga de trabalho; prazos curtos em que tarefas devem ser impreterivelmente concluídas; dificuldades para cumprir certas metas de produção; transtorno do atendimento de público em condições desfavoráveis; medo de ser demitido; e por muitas outras coisas que não são tratadas neste livro.

O QUE É CONFORTO?

Conforto e saúde são palavras que pertencem ao senso comum: todos têm uma noção do que é, entendem do que se está falando. O difícil é definir. Os dicionários dizem que conforto é a comodidade ou sensação de bem-estar físico, o que nada acrescenta ao que já sabemos.

Na prática, tanto saúde como conforto costumam ser definidos por seus opostos: saúde como ausência de doença e conforto como ausência de sensações desagradáveis.

Vamos ficar com esse conceito prático de conforto: sapato confortável é aquele que não aperta, não esquenta, não é muito pesado, etc. O confortável é simplesmente quando nada se sente.

Como muitas são as sensações corporais, diversos são também os tipos de conforto. Há o conforto auditivo, relacionado com o ruído ambiental; o conforto climático, relacionado com a temperatura e umidade do ambiente e também com a velocidade do vento. Pode-se falar em desconforto olfativo, quando se sentem odores fortes ou desagradáveis, e em desconforto respiratório, relacionado com poeiras, poluição, falta de umidade do ar, etc.

Embora todos esses fatores de desconforto possam estar presentes nos locais de trabalho, neste livro focalizamos os que são mais comprometidos no trabalho em microcomputadores ou terminais com monitor e teclado:

- conforto dos olhos, ou conforto visual;
- conforto relacionado com músculos e articulações, ou conforto corporal.

Conforto e desconforto são coisas subjetivas, pois apenas a pessoa que está numa determinada situação pode avaliar o seu conforto. Parece evidente, mas na prática o conforto depende de muitas coisas.

As pessoas são diferentes. Por exemplo: nem todos que calçam 38 acharão confortável um determinado modelo de sapato com esse número. Portanto, como diz o provérbio: cada um sabe onde lhe aperta o sapato.

O conforto depende de várias características pessoais: idade, constituição física, temperamento, biorritmo, etc. Algumas pessoas conseguem ler em meio ao barulho, outras não.

O conforto depende do ambiente. Por exemplo: os faróis acesos dos carros durante o dia não incomodam tanto o motorista como à noite. Um sapato confortável no verão pode ser desconfortável no inverno ou quando chove.

O conforto depende do que a pessoa faz. Por exemplo: um sapato confortável para trabalhar no escritório pode ser muito incômodo para quem tem de andar o tempo todo, como o carteiro.

O conforto depende do tempo que dura uma situação: ficar muito tempo sentado, mesmo numa "cadeira ergonômica", acaba tornando-se desconfortável. A duração das tarefas e a repetitividade estão entre as principais causas de desconforto, porque acabam sobrecarregando algumas partes do corpo.

Algumas condições mostram-se desconfortáveis de imediato – como o sapato que você logo descarta na loja porque está apertado; outras, só depois de muitas horas ou dias. É o caso daquele sapato vistoso que só lhe pareceu terrível na volta da festa de casamento. Isso acontece muito com acessórios que compramos para tornar mais prático ou confortável o trabalho e acabam encostados num canto.

Conclusão: conforto não é uma etiqueta que vem nos objetos.

POR QUE CONFORTO?

A preocupação deste livro é a busca do conforto no trabalho.

Talvez pareçam desnecessárias mais explicações; afinal, a tendência natural do ser humano é buscar o conforto. Como nos animais, a busca do conforto é instintiva, baseada num modelo simples: se está com frio, o animal busca o sol; com calor, busca a sombra; cansou de ficar parado, movimenta-se; e assim por diante. Em princípio, o animal só sacrifica o conforto quando vai à luta: buscar a presa ou fugir do predador, defender seu espaço ou os filhotes e outras funções relacionadas com a sobrevivência imediata.

Contudo, no moderno mundo do trabalho, essa procura instintiva do conforto pelo ser humano frequentemente fica um tanto anestesiada, dando lugar a situações em que o conforto é sacrificado em vista de outros imperativos: o preço dos equipamentos, móveis e objetos de trabalho, o espaço destinado ao trabalho, a busca de maior produtividade, prazos para terminar tarefas. Principalmente num mercado tão competitivo como o atual. O conforto do mobiliário, do espaço e do ambiente visual muitas vezes é sacrificado pelos objetivos estéticos dos decoradores e *designers*.

A lógica de custos mais baixos atinge todos que trabalham, porém, mais duramente quem é assalariado e tem necessidade de manter o emprego.

Dizer que o conforto está relacionado com a eficiência e produtividade pode parecer óbvio, mas, ao que tudo indica, as pessoas ou empresas não acreditam muito nisso, pois geralmente investem pouco em conforto no trabalho.

AS DIFICULDADES

Quem está convencido da importância do conforto no trabalho em microcomputadores e decidido a buscá-lo, provavelmente encontrará alguns obstáculos no caminho. Eis alguns:

- falta de informações sobre o funcionamento do corpo humano no trabalho;
- a organização do trabalho;
- as limitações de escolha do usuário.

Falta de informações

Uma das características dos equipamentos eletrônicos é a necessidade crescente de muitas informações para poder operá-los. É *plug and use* (ligue e use). Mas na prática esses equipamentos vêm acompanhados de manuais, muitas vezes mais volumosos que este livro.

Nada contra. Porém, informações importantes para o conforto do usuário são omitidas, ou ficam perdidas nesse emaranhado de instruções.

Uma história real para ilustrar:

Márcia, arquiteta, começou a trabalhar em microcomputador, num projeto de comunicação visual em educação. No fim da primeira semana, em virtude do uso intensivo do *mouse* – o que é a regra na computação gráfica –, sentia muito desconforto na mão esquerda. Foi piorando nas semanas seguintes a ponto de não conseguir trabalhar. Consultou um ortopedista, que sentenciou: "A senhora tem tendinite no punho, por causa do computador. Precisa tomar um anti-inflamatório e ficar alguns dias com o punho imobilizado. Se quer um conselho, abandone o trabalho no computador".

Voltou ao trabalho hesitante e desanimada. Contou o caso para um colega, por coincidência e sorte também canhoto, que lhe ensinou o caminho das pedras: entrar no menu de configuração do *mouse* e inverter o uso da tecla principal para o lado direito do *mouse*. Assim fez, nada mais tomou e a dor sumiu.

O que aconteceu com o polegar esquerdo da Márcia é simples: o esforço repetido de apertar o botão esquerdo do *mouse* com o indicador esquerdo obriga a uma posição forçada da mão, que fica meio inclinada para a lateral e tensiona o indicador, causando inflamação de tendões musculares.

Tenho visto outras pessoas canhotas trabalhando do mesmo jeito. Quando se usa pouco o *mouse* é desconfortável, mas não tão grave.

Muitas questões relativas ao conforto dependem também de informações sobre o funcionamento do organismo humano em situações de trabalho:

- Como trabalham os olhos, os músculos e articulações, a coluna vertebral e outros órgãos?
- Quais as melhores condições para trabalharem?
- Quais são seus limites?
- Como evitar sua sobrecarga e fadiga?

Talvez você já tenha ouvido falar de *ergonomia* (do grego: *ergo* = trabalho; *nomia* = lei, regra) , ou ergonometria, *como se diz erradamente*. A ergonomia é uma disciplina relativamente nova que reúne conhecimentos de biologia humana, medicina, psicologia, engenharia e outras disciplinas para responder a essas questões.

Os ergonomistas procuram utilizar esses conhecimentos na concepção de máquinas, equipamentos, ferramentas, veículos, móveis e muitos outros objetos, visando o conforto, a eficiência do trabalho e a prevenção de acidentes.

Existem muitas obras técnicas de ergonomia. Este livro tem por principal objetivo apresentar alguns desses conhecimentos de forma simplificada e prática, de modo que as pessoas que trabalham em microcomputadores ou em terminais com monitor e teclado possam utilizar esses conhecimentos.

Estamos convencidos de que muito do desconforto no mundo da informática é gerado pela falta de informação para o usuário.

Com certeza, apenas a informação não é suficiente para resolver muitos problemas. Mas, sem dúvida, é o primeiro e mais importante passo.

■ *Ergonômico*

Provavelmente você já viu o termo ergonômico: cadeira ergonômica, mesa ergonômica, teclado ergonômico, etc. Esse adjetivo tornou-se uma etiqueta (que já virou moda), usada à vontade por qualquer fabricante, sem nenhuma garantia de que o produto atenda de fato às necessidades de conforto e de trabalho do usuário.

Como tem crescido muito a ocorrência de casos de lesões por esforços repetitivos (LER) no trabalho em microcomputadores ou terminais informatizados, criou-se um grande mercado de prevenção da LER, no qual se fala muito de ergonomia. Há algumas coisas sérias sendo feitas, mas a imensa maioria pertence ao que se pode chamar de "indústria da LER" – soluções ineficazes ou fora de foco, gerando gastos inúteis para os empregadores preocupados com o problema.

Existem muitos exemplos de *aberrações* desse tipo, mas cita-se apenas o mais recente: o uso do *splint* – um suporte elástico para punho – comercializado como um equipamento para prevenção da LER. O *splint* é um acessório ortopédico (uma órtese) de tecido elástico, semelhante a uma munhequeira, que cobre o punho e parte da mão impedindo os movimentos do punho. É indicado pelos ortopedistas e fisioterapeutas para reduzir a mobilidade do punho das pessoas já acometidas por tenossinovite de punho. A utilização regular desse mesmo *splint* vem sendo recomendada por fabricantes ou revendedores como equipamento para prevenção de LER.

O *splint* é um dispositivo ortopédico relativamente útil no tratamento de lesões dos tendões do punho, quando não é necessária a imobilização prolongada com gesso. Porém, é aberrante propor que as pessoas trabalhem com o punho imobilizado para evitar doença. É o que se pode chamar de antiergonomia: se as pessoas estão apresentando desconforto ou mesmo lesão de tendões no punho – ensina a ergonomia –, é necessário procurar as causas nas condições de trabalho e corrigi-las.

Além do mais, é uma falsa solução: se a pessoa está fletindo o punho ao digitar, é porque o teclado está muito alto, muito baixo ou porque não tem apoio adequado para o punho – condição que precisa ser corrigida. Imobilizando-se o punho com o *splint*, para a pessoa digitar em um teclado que está muito alto precisará afastar os braços da cintura ("abrir a asa"), o que causa desconforto ou dor nos ombros; ou, se o teclado estiver muito baixo, precisará escorregar para a frente na cadeira para ficar com os braços mais baixos.

A organização do trabalho

A introdução dos microcomputadores e terminais informatizados nos escritórios, bancos, serviços públicos e no setor de serviços de modo geral mudou completamente o modo de trabalhar das pessoas. E continua mudando.

Num escritório tradicional, as pessoas realizavam diferentes atividades alternadamente: datilografavam um certo tempo, interrompendo para atender o telefone, solicitar informações a um colega ou buscá-las num fichário ou pasta; passavam algum tempo arquivando documentos; faziam somas em máquinas de calcular ou anotações em documentos; grande parte do seu serviço dependia de troca de informações com colegas ou chefias. O próprio serviço exigia que se levantassem várias vezes da cadeira, deslocando-se a outros lugares do escritório ou mesmo executando certas atividades em pé. De qualquer forma, quando se cansavam de ficar sentadas, era mais fácil alternar o serviço. Essa alternância é muito saudável, porque diminui muito o desconforto causado pelos defeitos do mobiliário e da iluminação. As queixas de fadiga visual ou corporal eram bem menores. Nessa época, a ergonomia era requisitada apenas na indústria.

A informatização dos escritórios e bancos foi criando progressivamente muitas atividades em que as pessoas trabalham sentadas muitas horas a fio, senão toda a jornada, diante de um microcomputador, com a atenção presa, os olhos ocupados, no mesmo campo de visão, as mãos trabalhando no teclado ou manuseando documentos, podendo movimentar pouco o resto do corpo. Cresceram as queixas de fadiga visual e corporal e começaram a aparecer doenças decorrentes do trabalho. A ergonomia começou a ser requisitada nos escritórios, bancos e serviços de digitação.

O trabalho nos bancos é um bom exemplo. Durante os anos 1970 e 1980, um grande número de digitadores trabalhava na entrada de dados nos grandes centros de processamento de dados (CPDs). Nos anos 1990, a automação bancária levou a entrada de dados dos bancos dos CPDs para as agências, e atualmente quase toda a entrada de dados é feita em tempo real pelos caixas. Os digitadores praticamente desapareceram.

Há uma década aproximadamente, os caixas bancários trabalhavam em guichês com cadeiras altas, em terminais informatizados que se assemelhavam mais a máquinas registradoras e saíam frequentemente do guichê para consultar listagens, conferir assinaturas, buscar visto de autorização, etc. Atualmente, os caixas trabalham em terminais com monitor, teclado, leitoras de código de barras e de escrita magnética de cheques (CMC7) e ficam sentados horas a fio: quase todas as informações de que necessitam estão na tela do vídeo e seu trabalho é organizado evitando que precisem sair do posto de trabalho. Nos dias de grande movimento (dias de pico), praticamente não se levantam da cadeira.

Nos serviços de atendimento telefônico a clientes e *telemarketing* de modo geral – uma das atividades que mais têm crescido nos últimos anos –, a tendência é a mesma, com o agravante de que a jornada de trabalho geralmente é de oito horas.

Essa tendência da organização do trabalho acentua os efeitos negativos das sobrecargas postural e visual e as consequências dos defeitos do posto de trabalho, além de privar as pessoas do ato de levantar-se do posto de trabalho de tempos em tempos e dar alguns passos ou fazer algo em pé, para as próprias finalidades do serviço.

A intensidade do trabalho mental

Sem dúvida, o cérebro não tem muita folga quando se trabalha em um microcomputador ou terminal informatizado.

Como na Fórmula 1, vive-se na informática a corrida incessante pelo aumento de velocidade de processamento e por inovações para melhorar o desempenho dos programas e aplicativos. O cérebro do operador tem de acompanhar essas incessantes mudanças e atualizações, correndo atrás de informações, tentando *deletar* as velhas e memorizar as novas.

A atenção está constantemente presa no que se faz: dificilmente se pode conversar com alguém enquanto se trabalha, como ocorre quando você dirige, costura ou pinta uma parede.

Executam-se diversos tipos de operações mentais: redigir ou revisar um texto, estruturar um documento ou planilha, elaborar um programa, trabalhar em criação gráfica, dialogar com o sistema ou com clientes, e a lista vai longe.

A maior parte desses trabalhos exige muito raciocínio e criatividade (ou improvisação), para resolver um sem-número de problemas, como por exemplo:

- localizar ou obter certas informações;
- descobrir por que, de repente, certos procedimentos não funcionam ou dão resultado diferente do esperado;
- evitar que o sistema trave, ou a perda de informações caso trave, ou descobrir por que está travando;

- descobrir o caminho mais curto para certas operações;
- contornar (driblar) certas mensagens de erro, ou que dizem ser impossível realizar o que se pediu.

Por isso é difícil para quem está observando o trabalho do outro avaliar o quanto seu cérebro está trabalhando.

O trabalho mental intenso, mesmo em condições favoráveis, tensiona muito o organismo, os músculos posturais e, infelizmente desativa os reflexos automáticos do corpo de mudar de posição quando sente desconforto. Geralmente só se sentem as consequências do desgaste físico quando se desliga o computador.

Limitações de escolha do usuário

A primeira limitação para o usuário são as opções que o mercado apresenta e seus preços. Por exemplo, quem é muito alto ou muito baixo dificilmente encontrará no mercado mesa com a altura que lhe convenha. Existem mesas de altura regulável, mas são relativamente caras.

A segunda limitação ocorre quando não é o próprio usuário quem escolhe os equipamentos e mobiliário: o posto de trabalho é planejado por outra pessoa. A situação mais frequente é trabalhar num posto de trabalho que já está montado e equipado e não lhe é permitido fazer modificações.

• • •

Esta é a visão do autor sobre o conforto no trabalho.

A pretensão deste livro é colocar à disposição das pessoas que trabalham em microcomputadores informações e conhecimentos produzidos pela ergonomia que lhes permitam detectar causas de desconforto e encontrar formas de corrigi-las.